Günter Wagner, Uwe Schröder

Essen Trinken Gewinnen

Günter Wagner, Uwe Schröder

Essen Trinken Gewinnen

Praxishandbuch
für die Sporternährung

Mit großem Rezeptteil

pala
verlag

Rezepte: Gerd Schupp

Unser Dank gilt allen, die bei der Erstellung dieses
Buches geholfen haben, vor allem aber:

Eva Bertels (Sportklinik Bad Nauheim)
Dipl. oec. troph. Christiane Gilg
(Hochschule Fulda, Fachbereich Oecotrophologie)
Dr. Martina Hagen (Schweiz)
Dipl. oec. troph. Eva Maria Hund
(Institut für Sporternährung e.V., Bad Nauheim)

Dieses Buch ist den von uns betreuten Sportlerinnen und Sportlern gewidmet, von denen wir lernen durften.

Inhalt

Inhalt

Vorwort

Erfahrungen von Sportlerinnen und Sportlern in allen Leistungsbereichen zeigen, dass eine Ernährung, die dem Wohlbefinden dient, auch die Leistungsfähigkeit fördert. Untermauert werden diese Erfahrungswerte von aktuellen wissenschaftlichen Studien. Das vorliegende Handbuch einer vollwertigen Sporternährung fasst das Wissen über ein leistungsunterstützendes Ess- und Trinkverhalten in gut verständlicher Form zusammen und überträgt es in Rezepte, die dem Wohlbefinden dienen. Wissenschaftliche Untersuchungen sind die Basis, die entsprechend den Bedürfnissen der Praxis aufgearbeitet wurden.

Die für die Sport-Praxis relevanten Erkenntnisse wurden im Rezeptteil umgesetzt. Das Ergebnis ist eine leistungsunterstützende Kost von hoher kulinarischer Qualität, die in jeder Sportlerküche nachvollzogen werden kann.

Die Autoren vertreten praxisnahe Positionen, die im Sport- und Berufsalltag leicht umgesetzt werden können. Das vorliegende Buch weist den Weg zu einem Ess- und Trinkverhalten, das Wohlbefinden und sportliche Leistung gleichermaßen fördert.

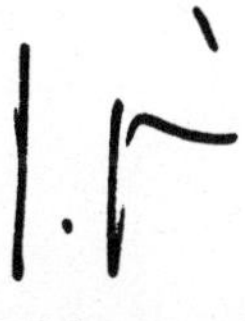

Dr. med. Johannes M. Peil
Sportklinik Bad Nauheim

Fitnessernährung in der Praxis

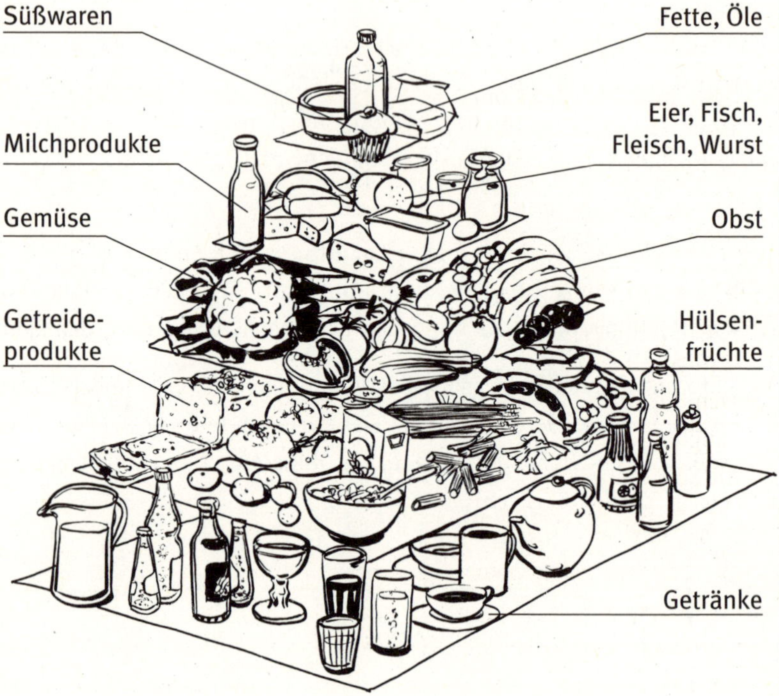

Die Ernährungspyramide zeigt, wie die Fitnessernährung in die Praxis umgesetzt werden kann. Von dem breiten Fundament der Pyramide soll viel, von der dünnen Spitze wenig gegessen werden.
Kohlenhydratreiche Lebensmittel dominieren.
Und ganz besonders wichtig: Das Trinken nicht vergessen!

Placebo und Mythos – das Geheimrezept zum Sieg?

Die Mythen vom Zaubertrank, von Wunderwirkungen bestimmter Lebensmittel wie Steaks, Gelee Royal oder Müsli, bestimmter Lebensmittelbestandteile wie Vitamine und Mineralstoffe und in jüngster Zeit verstärkt von speziellen Nahrungsergänzungspräparaten stecken tief in uns – nicht nur bei Sportlern. In zahlreichen Comics wie „Asterix und Obelix" wird diese Vorstellung veranschaulicht. Wurde bei „Asterix und Obelix" das geheime Gebräu getrunken, konnten sich die Römer auf etwas gefasst machen. Gewaltige Scharen von Herausforderern, wahre Kolosse, wurden mühelos besiegt. Hinkelsteine flogen meilenweit. Davonjagende Pferdegespanne mit entsetzten römischen Kriegern wurden gleich einem rasenden Blitz überspurtet.
Dabei entbehren die dargestellten Szenen nicht einer realen Grundlage: In der Antike haben die olympischen Ringer das Fleisch von starken Stieren gegessen, um damit auch die Kraft übertragen zu bekommen. Die Läufer bevorzugten Antilopenfleisch, um damit deren Schnelligkeit aufzunehmen, und die Schwimmer aßen Fisch, um wie diese schwimmen zu können.

Wir lachen darüber. Und heute? Über uns selbst zu schmunzeln, fällt schon schwerer. Hört und liest man nicht immer wieder, dass Eier und Austern potent, Steaks stark und Vitamindrinks fit machen? Wer hat sich noch nicht dabei erwischt, sich ganz einfach besser, fitter oder nur wacher zu fühlen, nachdem er an einer Vitaminbar einen frisch gepressten Kiwi-Orangen-Karotten-Sellerie-Apfel-Cocktail, selbstverständlich alles aus Bio-Anbau, genossen hat? Nicht ohne Komik auch die Fitness-Jünger mit ihren eingedosten Iso-Drinks, Protein- oder Eiweiß-Power-Pulvern und Ausdauer-Energie-Barren. Sicher, die allermeisten dieser Lebensmittel und Präparate schaden nicht, höchstens dem Geldbeutel. Ihr Nutzen ist aber stark umstritten, wenn nicht sogar wissenschaftlich widerlegt. Letztlich muss und sollte jeder sportlich Aktive selbst entscheiden, wo, wann und wie er seine Leistungsfähigkeit mit dem Essen und Trinken unterstützen möchte: nur lokal, temporär und unausgewogen mit Nahrungsergänzungsmitteln und speziellen Präparaten oder schon zu Hause im Alltag beginnend, langfristig und bedarfsgerecht.

Faktoren der Leistungsfähigkeit

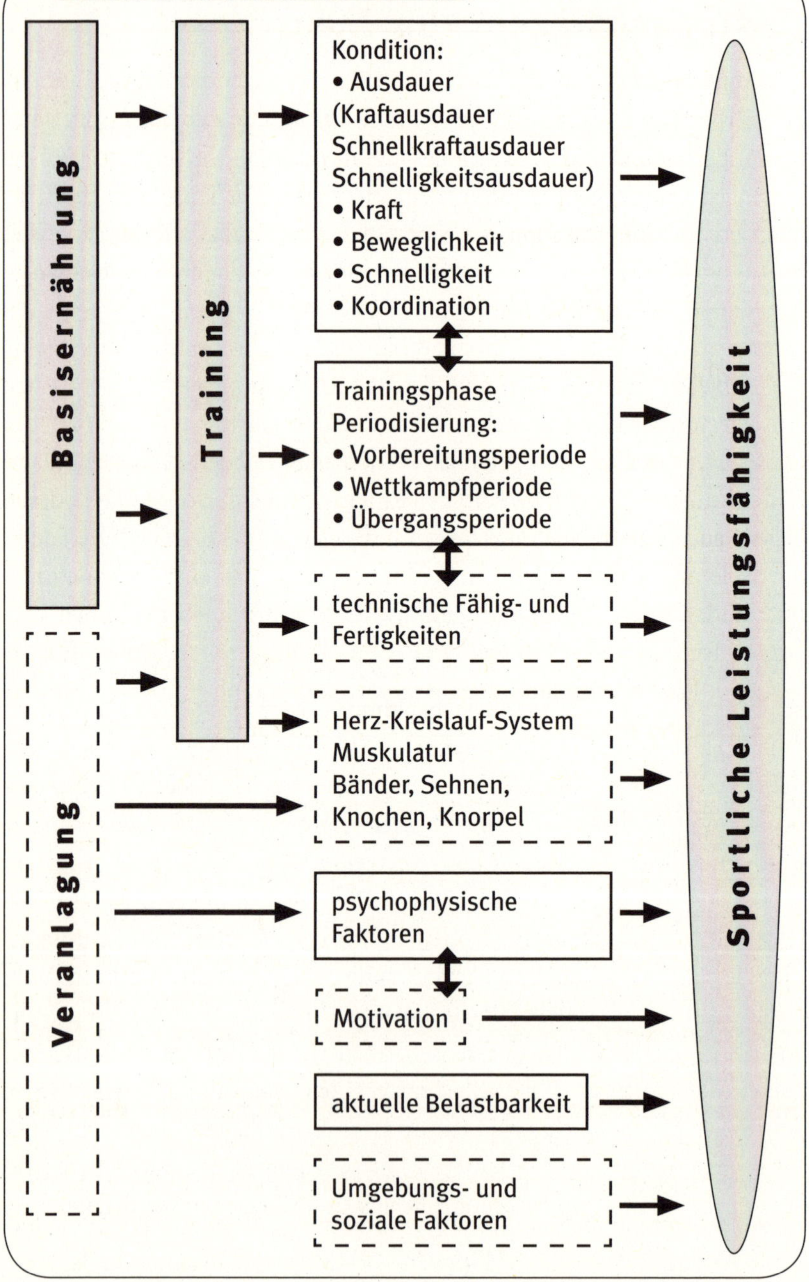

Einflussgrößen auf die Leistungsfähigkeit des Menschen

Ganz gleich, welche Sportart man betreibt: Das wichtigste Gerät dafür ist der Körper. Nur ein Körper in guter Verfassung kann viel leisten und immer wieder persönliche Spitzenleistungen erzielen. Um diese Ziele zu erreichen, benötigen Sportler neben Talent und Training, Technik und Taktik, Koordination und Konzentration, Motivation und einer entsprechenden Umwelt die passende Ernährung. Die Ernährung ist dabei nicht das Wichtigste, aber der Nährboden, auf dem alles gedeiht oder verdirbt.

Ernährung – häufig das schwächste Glied einer Kette

Die einzelnen Faktoren greifen wie Kettenglieder ineinander. Und wie eine Kette nur so stark ist wie das schwächste Glied, wird die Leistungsfähigkeit vom schwächsten Faktor bestimmt. Bewegungen im Sport – so unterschiedlich sie auch sein mögen – sind grundsätzlich von Kontraktionsvorgängen der Skelettmuskulatur abhängig. Hierbei überwinden Kräfte äußere und innere Widerstände. Als Resultat werden Geräte wie Volleyball, Fußball oder Hantel, Fahrzeuge wie Fahrrad oder Inline-Skates und der eigene Körper wie beim Laufen oder Judo in Bewegung versetzt. Die Anforderungen an die Muskulatur sind dabei, je nach Sportart, sehr unterschiedlich:

- ▷ Wird ein hohes Kraftpotenzial über eine kurze bis sehr kurze Zeitdauer eingesetzt, sprechen wir von den motorischen Formen Kraft und Schnelligkeit.
- ▷ Dominiert die Dauer bei niedrigem Kraftpotenzial pro Zeiteinheit, bezeichnen wir dies als Ausdauerleistung.
- ▷ Im sportlichen Alltag finden wir immer Mischformen mit unterschiedlich stark gewichteten Ausprägungen: Beim Ringen kommt es auch auf die Kraft-Ausdauer an, der Zwischenspurt beim Marathon verlangt auch Schnelligkeit.

In Abhängigkeit von der motorischen Funktion kommt es zu unterschiedlichen Energie- und Baustoffwechselvorgängen im Körper. Und genau hier liegt die Verbindung zur Nahrungsaufnahme: Denn alle Stoffwechselvorgänge können nur in dem Maße sportart- bzw. disziplingerecht verlaufen, wie es Menge und Qualität der aufgenommenen Nahrungsmittel erlauben.

Nährstoffbedarf bei unterschiedlicher Belastungsintensität

Niedrige Belastung

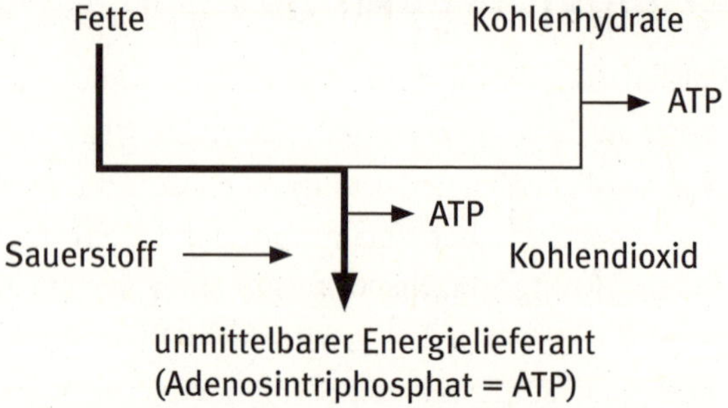

Bei niedriger Belastung werden Fette und kaum Kohlenhydrate zur Energiegewinnung herangezogen. Der Sauerstoffbedarf ist normal.

Mittlere Belastung

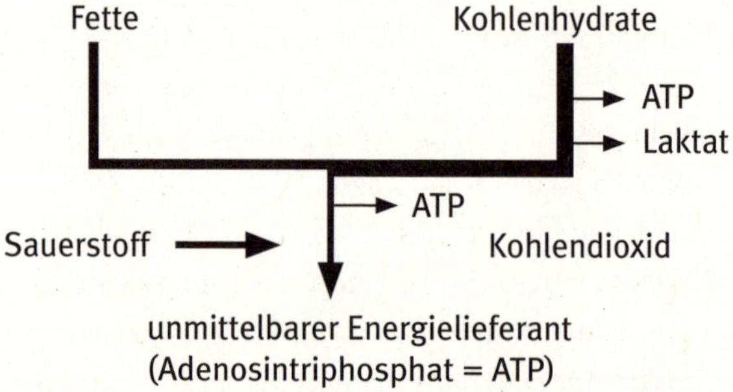

Bei mittlerer Belastung werden etwas mehr Fette, aber vor allem Kohlenhydrate zur Energiegewinnung herangezogen. In den Muskeln entsteht Laktat. Der Sauerstoffbedarf ist erhöht.

Hohe Belastung

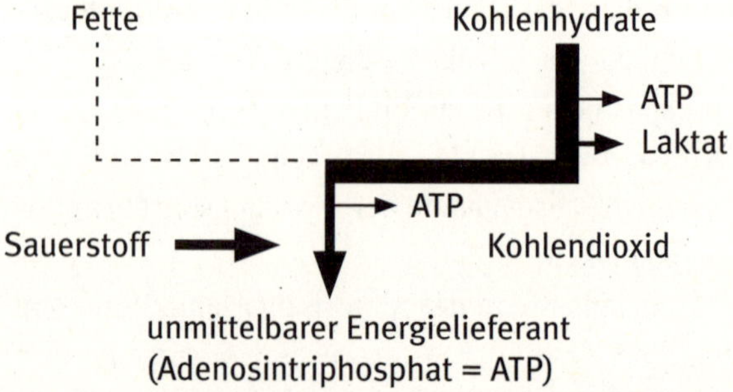

Bei hoher Belastung liefern fast ausschließlich Kohlenhydrate die benötigte Energie. In den Muskeln bildet sich vermehrt Laktat. Der Sauerstoffbedarf ist hoch.

Ernährung für alle Sportler – eine Quadratur des Kreises?

Was haben die Sportarten Zehnkampf, Skaten, Tennis, Laufen, Beach-Volleyball und Bodybuilding gemeinsam? Keine Frage: Alle sind Sportarten, die von vielen Menschen ausgeübt werden, mit unterschiedlicher Intention, Intensität und sportlichem Erfolg. Und sonst? Bei all diesen Sportarten gibt es erfolgreiche Spitzensportler, für die eine zeitgemäße Sportlerernährung kein Buch mit sieben Siegeln ist. Und außerdem? Kann es für derart verschiedene Disziplinen innerhalb des Hochleistungs- und Freizeitsportes eine Form der Ernährung geben, die für alle gleich ist? Eine einzige richtige Antwort käme in der Tat einer Quadratur des Kreises gleich.

Sportliche Bestleistungen durch bewusstes Essen und Trinken

Noch eines haben alle Sportlerinnen und Sportler gemeinsam: Sie müssen, um die volle individuelle Leistungsfähigkeit entfalten zu können, zunächst gesund sein. Gesundheit ist die erste Voraussetzung für Erfolg in Training und Wettkampf.

Wer auf Dauer gesund und leistungsfähig bleiben möchte, kommt um die bedarfsgerechte Ernährung nicht herum.

Die Grundlage der Sportlerernährung ist dabei in erster Linie eine vollwertige Grund- oder Fitnessernährung, die im Wesentlichen allen stoffwechselgesunden Menschen empfohlen wird. Für die Phasen direkt vor, während und nach sportlichen Aktivitäten gibt es darüber hinaus Ernährungsempfehlungen, die den besonderen Anforderungen der jeweiligen Sportart gerecht werden.

Beim Leistungs- und Hochleistungssportler wird sportart- und sportlerspezifisch der Mehrbedarf für die zeitlich begrenzten Anforderungen in Training und Wettkampf addiert und in spezielle Richtlinien umgesetzt.

Fitnessernährung für Leistungssportler

Süßigkeiten

Süße und salzige Knabbereien in Maßen genießen.

Milch, Milchprodukte, Eier, Fisch, Fleisch

Kein Mehrbedarf.

Gemüse

Kein Mehrbedarf, 3 Portionen pro Tag genügen, es darf aber auch mehr sein.

Fette, Öle

Pro Stunde Sport zusätzlich: ½ Portion (1 TL hochwertiges Pflanzenöl oder 1 TL Butter bzw. Margarine oder 10 g Nüsse).

Obst

Kein Mehrbedarf, 2 Portionen pro Tag genügen, es darf aber auch mehr sein.

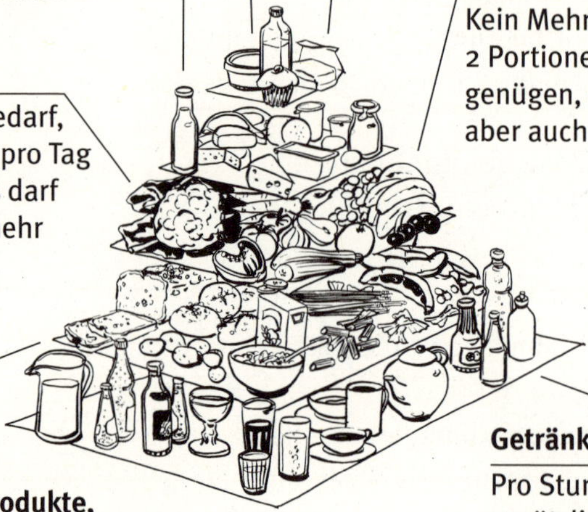

Getreideprodukte, Hülsenfrüchte, Kartoffeln

Pro Stunde Sport 1 Portion zusätzlich: 100 g Brot oder 50 g Flocken / Getreide / Nudeln (Rohgewicht) oder 75 g Hülsenfrüchte (Rohgewicht) oder 250 g Kartoffeln.

Getränke

Pro Stunde Sport zusätzlich etwa ½ l Sportgetränk oder Wasser.

Empfehlungen gelten für Sportlerinnen und Sportler, die mindestens 5 Stunden Sport pro Woche betreiben, bei mittlerer Belastung (z. B. Joggen (8 km / Stunde), Fußball spielen, Tennis spielen).
Der Ausgleich des Mehrbedarfs an Energie und Nährstoffen sorgt für eine gute Leistungsfähigkeit und Regeneration.

Kohlenhydrate – das Muskelbenzin des Körpers

Basis- oder Fitnessernährung

Für alle Sportler und alle Sportarten dominieren in der Fitnessernährung kohlenhydratreiche Lebensmittel. Sie sind das eigentliche Muskelbenzin des Sportlers. Nicht Steak und Salat, sondern Kartoffeln, Teigwaren, Reis und Gemüse, die früher zu bloßen Beilagen degradiert wurden, dominieren heute auf dem Speiseplan erfolgreicher Spitzensportler. Denn 50–55 Prozent der benötigten Energie sollte sowohl der Freizeit- als auch der Hochleistungssportler durch Kohlenhydrate decken.
Die empfehlenswerte Eiweißzufuhr liegt je nach Sportart bei 12–20 Prozent des Energiebedarfs (1,2–2,0 g pro kg Körpergewicht pro Tag). Fette machen idealerweise 25–30 Prozent der täglich verzehrten Kalorien aus.

Ernährungsoptimierung

Empfehlungen und Richtlinien sind die eine Seite, die Ist-Situation die andere. Dies zeigt auch eine im Institut für Sporternährung e.V., Bad Nauheim, durchgeführte Auswertung von Ernährungsprotokollen von Leistungs- und Freizeitsportlern unterschiedlicher Sportarten. Die Tipps, die sich daraus ableiten, um das Ess- und Trinkverhalten zu optimieren, unterscheiden sich dabei kaum von Empfehlungen für (Noch-)Nichtsportler:

- Insgesamt weniger Energie (Kalorien) aufnehmen.
- Weniger Fett, insbesondere tierisches Fett, und mehr hochwertige pflanzliche Öle wie beispielsweise Rapsöl verwenden.
- Mehr Kohlenhydrate, vor allem komplexe Kohlenhydrate aus Vollkornprodukten, Gemüse, Obst und Teigwaren, in den täglichen Speiseplan einbauen.

Power-Paket Fettsäuren

Fettsäuren	Immunsystem	Entzündungs-reaktionen	Blutfette
Gesättigte z. B. Streichwürste, Butter, fetter Käse ...	👎	👉	👎
Einfach ungesättigte z. B. Oliven, Avocado, Olivenöl ...	👍	👍	👍 👍
Mehrfach ungesättigte z. B. Distelöl, Sonnenblumenöl ...	👉	👎	👉
Idealkombination z. B. Rapsöl, Haselnüsse Nussmuse ...	👍 👍	👍	👍 👍

👍 👍	👍	👉	👎
Sehr gut	Gut	Neutral	Ungünstig

Die Ideal-Komposition beim Fett macht fit: Maximal ein Drittel aller aufgenommenen Fette sollten gesättigte Fettsäuren sein. Ein weiteres Drittel sollte aus mehrfach gesättigten und mindestens ein Drittel aus einfach ungesättigten Fettsäuren stammen.

Ungesättigte Fettsäuren haben positive Auswirkungen auf Blutfette und Cholesterinspiegel, werden zur Zellwandstabilisierung benötigt und verbessern die Blut- und Sauerstoffversorgung.

Dies allerdings nur, wenn das Verhältnis der mehrfach ungesättigten Fettsäuren zueinander stimmt. Einige hoch ungesättigte Fettsäuren, die sogenannten Omega-6-Fettsäuren (z. B. im Sonnenblumenöl), allein können z. B. die Entstehung von Entzündungsprozessen fördern. Omega-3-Fettsäuren (aus Fettfischen oder Rapsöl) wirken diesen entzündungsunterstützenden Prozessen entgegen.

Mit der üblichen Ernährungsweise werden mehr Omega 6- und weniger Omega-3-Fettsäuren als gewünscht verzehrt. Meeresfisch, Rapsöl und Nüsse können einen wertvollen Beitrag für das richtige Fettsäurenverhältnis leisten. Es kommt also auf die richtige Fettsäurekomposition im Lebensmittel an.

Speisezettel unter der Lupe

Der Schlüssel zum Ziel einer vegetarisch orientierten Fitness- oder Basisernährung ist eine veränderte Gewichtung der Eiweißquellen im Speiseplan.

Eiweiß: Klasse statt Masse

Die Art und Herkunft des Eiweißes ist, unter dem alleinigen Aspekt der Deckung des Eiweißbedarfes, nicht wesentlich. Entscheidend ist die Aminosäurenzusammensetzung, d. h. aus welchen Bausteinen das Eiweiß zusammengesetzt ist, und die Verfügbarkeit für den Stoffwechsel. Denn nicht nur die Menge, auch die Zusammensetzung des Eiweißes bestimmt den Wert eines Lebensmittels als Eiweißlieferant.
Eiweiß wird vom Organismus in einzelne Bausteine (Aminosäuren) aufgeschlossen. Es gibt insgesamt 22 verschiedene Bausteine, die für den menschlichen Organismus wichtig sind. Acht Bausteine können vom Körper nicht selbst hergestellt werden. Diese müssen mit der Nahrung aufgenommen werden. Fehlt auch nur ein einziger Baustein (eine Aminosäure) ganz oder in der benötigten Menge, können die vielfältigen Aufbau- und Erhaltungsfunktionen im Körper nicht optimal ablaufen. Vergleichbar ist dies mit einem Baukasten: Fehlt in einem Baukasten nur eine Bausteinsorte, die für ein vorgegebenes Modell benötigt wird, ist die Zusammensetzung des Modells nicht möglich. Sind insgesamt zu wenig Bausteine vorhanden, wird das Modell zu klein.

Nicht Nährstoffe, sondern Lebensmittel werden gegessen

Die Eiweißzufuhr kann jedoch nicht isoliert betrachtet werden, da Nahrungsmittel stets ein Gemisch aus Nährstoffen und Begleitstoffen sind. Mit dem Verzehr pflanzlicher oder tierischer Lebensmittel wird daher nicht nur Eiweiß aufgenommen: Je nach Herkunft, Verarbeitung und Zubereitung werden gleichzeitig unterschiedliche Mengen an Kohlenhydraten, Fetten, Vitaminen, Mineralstoffen, bioaktiven Substanzen und Ballaststoffen mitgeliefert. Diese beeinflussen ihrerseits das Stoffwechselgeschehen. Eine vollwertige Sporternährung muss dies berücksichtigen.

Hochwertiges Eiweiß durch richtige Kombination

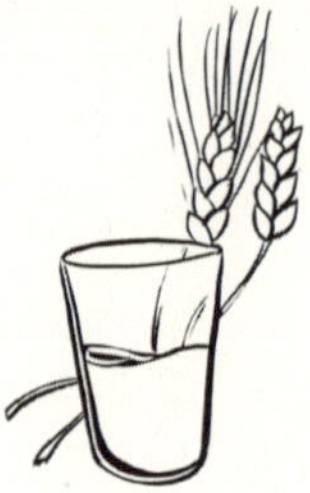

Getreide mit Milch

Reis, Weizen, Hafer, Gerste, Roggen, Hirse mit: Milch, Käse, Quark, Joghurt, Dickmilch, z. B.: Vollkornpfannkuchen mit Milch, Müsli mit Milch oder Joghurt, Vollkornnudeln mit Käse, Vollkornbrot mit Käse, Joghurt und Weizenkeime

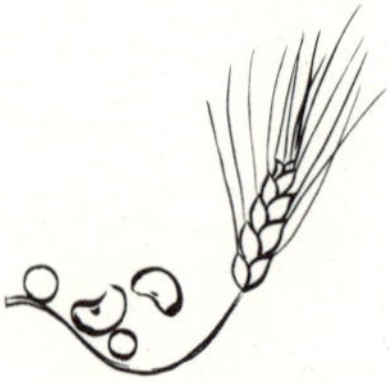

Getreide mit Hülsenfrüchten

Reis, Weizen, Hafer, Gerste, Roggen, Hirse mit: Bohnen, Sojabohnen, Kichererbsen, Erbsen, Linsen

z. B.: Bohnensuppe mit Reis, Hirse mit Kichererbsen, Erbsensuppe mit Vollkornbrötchen

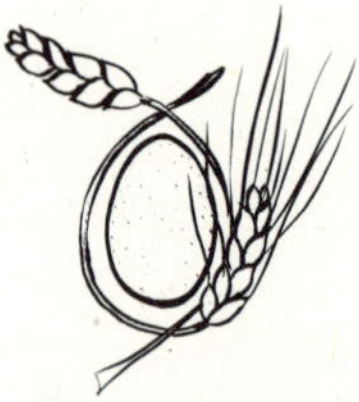

Getreide mit Eiern

Reis, Weizen, Hafer, Gerste, Roggen, Hirse mit: Ei

z. B.: Pfannkuchen mit Ei, Rührei mit Getreide

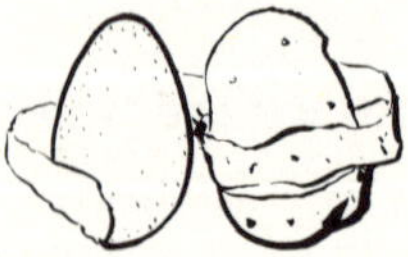

Kartoffeln mit Ei

z. B.: Bratkartoffeln mit Spiegelei, Pellkartoffeln mit Rührei, „Bauernfrühstück"

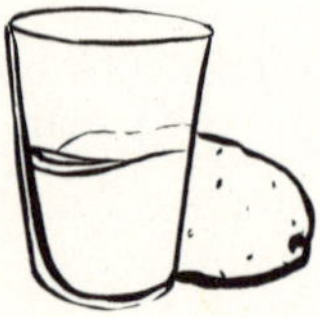

Kartoffeln mit Milch

Kartoffeln mit: Milch, Quark, Joghurt, Dickmilch, Käse

z. B.: Pellkartoffeln mit Quark, Kartoffeln mit Käse überbacken, Kartoffelauflauf

Auf die Kombination kommt es an

Der ernährungsphysiologische Schlüssel für die Zusammenstellung von Fitnessmahlzeiten im Sportleralltag ist auf den ersten Blick einfach: pflanzliche Lebensmittel bevorzugen und mäßig, aber regelmäßig, Lebensmittel tierischen Ursprungs damit kombinieren.

Dabei wird – auf den zweiten Blick – die Aminosäuren-Zusammensetzung qualitativ und quantitativ möglichst optimal gestaltet. Eine Kombination von pflanzlichen Nahrungsmitteln wie Getreide mit Milch und Milchprodukten wie Käse, Quark, Buttermilch, Kefir oder Joghurt ergibt eine ideale Aminosäurenzusammensetzung der Mahlzeit.

Damit tritt – auf den dritten Blick – der gewünschte, gesunde und fitnessgerechte Nebeneffekt ein: Einerseits enthalten die Mahlzeiten bei entsprechender küchentechnischer Zubereitung weniger gesättigte Fette aus tierischen Nahrungsmitteln, die den Stoffwechsel unnötig belasten. Andererseits sind „automatisch", durch den höheren Anteil pflanzlicher Lebensmittel, mehr komplexe Kohlenhydrate, verdauungsfördernde Ballaststoffe und bioaktive Substanzen im Menü. Gleichzeitig sinkt der durchschnittliche Kaloriengehalt der Mahlzeit bei gleich bleibender oder sogar erhöhter Sättigungswirkung.

Mehr pflanzliche, weniger tierische Lebensmittel

So wird mit der Fitnessernährung die Grundlage für eine langfristig hohe Leistungsfähigkeit gelegt und es bilden sich Reserven für die Wettkampfphase. Die zeitgemäße Sportlerernährung, mit mehr pflanzlichen und weniger tierischen Lebensmitteln, hilft bei sportlichen und gesundheitlichen Zielen ins Schwarze zu treffen.

Glykogeneinlagerung in der Muskelzelle

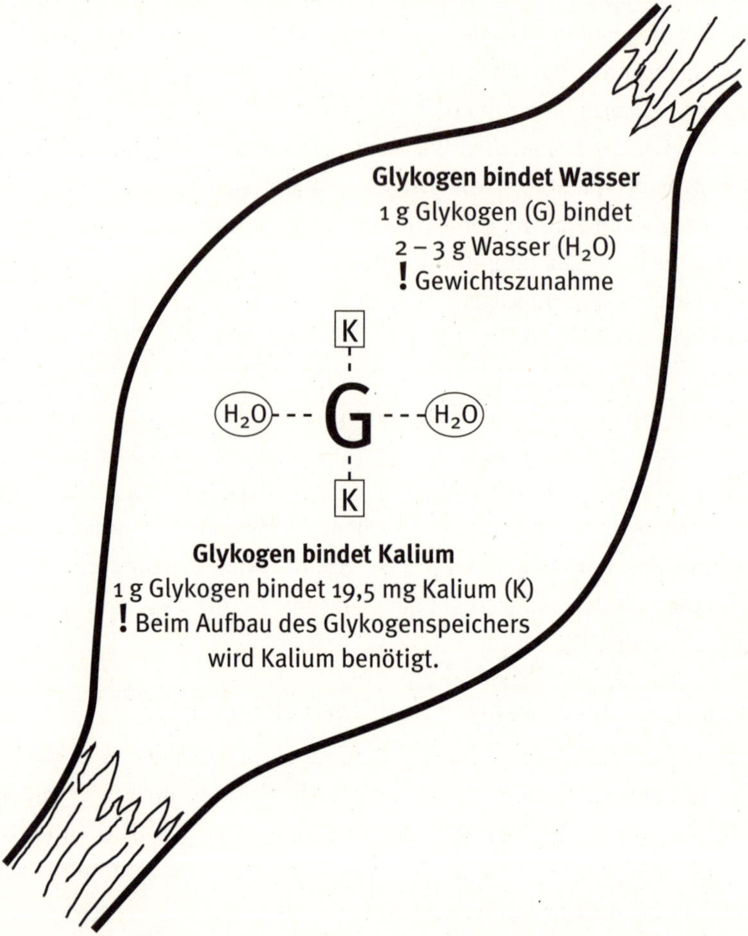

Gut gefüllte Glykogenspeicher sind bei allen Sportarten ab einer Dauer von 60 Minuten wichtig. Bei Kurz- und Mittelstrecken und in Spielsportarten kann das Ziel, die Glykogenspeicher in den Muskeln maximal zu füllen, jedoch durch die Gewichtszunahme leistungsmindernd wirken. Außerdem sollte in der Phase der Glykogenspeicherung immer auf eine ausreichende Kaliumzufuhr geachtet werden.
Unter Belastung werden Wasser und Kalium wieder frei und stehen dem Körper zur Verfügung.

Echte Nervennahrung

Damit die Muskeln das ausführen, was wir von ihnen verlangen, müssen das Gehirn als zentrale Verarbeitungsstelle, das Rückenmark als verantwortliche Schaltstelle und die Nerven als Botenträger in Aktion treten. Hierfür wird Energie, sprich Nahrung, benötigt.

Kohlenhydrate speichern

Der einzige Nährstoff, der vom Gehirn über einen längeren Zeitraum akzeptiert wird, ist Glukose, auch Traubenzucker genannt. In der Leber wird hierfür ein Speicher angelegt. Dieser fasst ca. 75–150 Gramm Glykogen, die Speicherform der Kohlenhydrate, und wird am besten mit pflanzlichen Lebensmitteln, Getreide und Vollkornprodukten wie Brot oder Nudeln gefüllt. Im Durchschnitt benötigen Gehirn und Nerven am Tag mindestens 120 Gramm Kohlenhydrate.

Nur in äußerster Not, wenn freiwillig oder unfreiwillig gefastet wird, akzeptiert das Gehirn kurzfristig auch einmal etwas anderes, die so genannten Ketone. Volle Leistung wird so aber nicht erreicht. Wehe, wenn während der sportlichen Tätigkeit zu wenig Kohlenhydrate zur Verfügung stehen. Dem Sportler wird schwindelig, schwarz vor Augen. Die Muskeln sind schlapp und zittrig, an Konzentration und Koordination ist nicht zu denken. Die Motivation ist weg, die Leistung sinkt rapide. Unter Sportlern ist diese Unterzuckerung oder Hypoglykämie als „Hungerast“ bekannt und gefürchtet.

Mehr Ausdauer mit der richtigen Ernährung

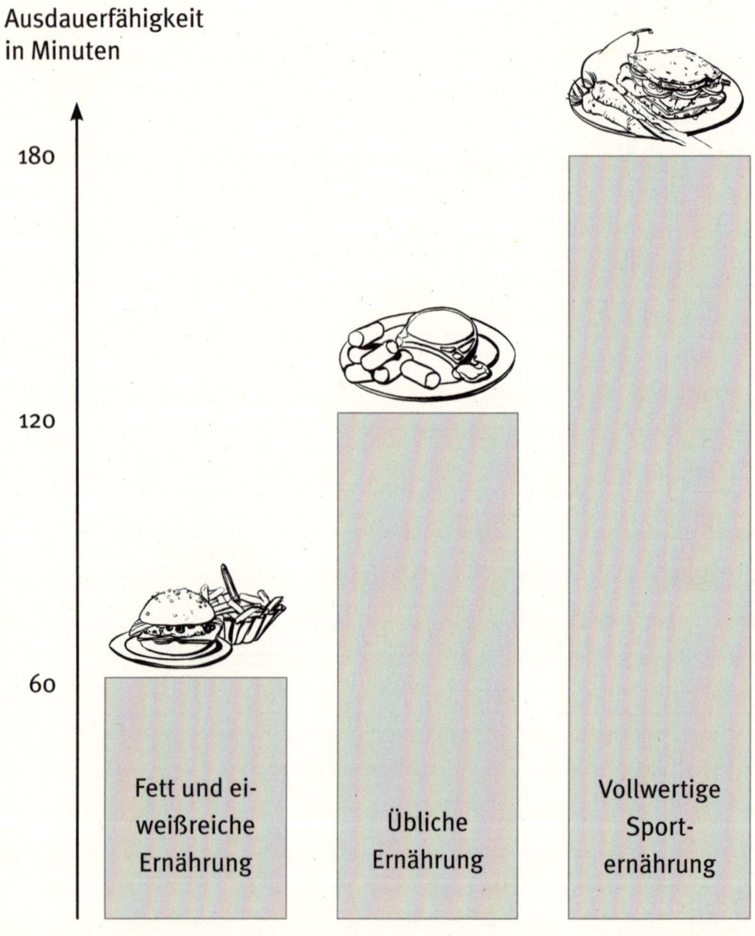

Die maximale Ausdauerfähigkeit ist bei definierter Belastung stark von der Art der Ernährung abhängig.

Höher, schneller, weiter – mit viel Muskelglykogen

Von den verschiedenen Substanzen, die im Stoffwechsel zur Energiegewinnung herangezogen werden können, spielen bei sportlichen Tätigkeiten nur zwei Gruppen eine wesentliche Rolle: die Kohlenhydrate und die Fette. Protein, auch Eiweiß genannt, stellt primär keine Energiequelle dar. Der Beitrag der Proteine zum Gesamtenergiebedarf bei ausdauernder sportlicher Aktivität kann jedoch 5–10 Prozent betragen und ist abhängig von Dauer und Intensität der Belastung sowie von Trainings- und Ernährungszustand des Sportlers. Diese Verbrennung von Eiweiß setzt ein, wenn nicht mehr ausreichend Kohlenhydrate zur Deckung der benötigten Energie zur Verfügung stehen. Da während einer solchen Stoffwechsellage auch Eiweiße der körpereigenen Abwehr zur Energiegewinnung herangezogen werden, leidet das Immunsystem. Es sollten daher immer ausreichend Kohlenhydrate zur Verfügung stehen. Je besser der Trainingszustand und je größer die Glykogendepots, umso geringer der Anteil der Proteine am Energiestoffwechsel.

Glykogen – die Speicherform der Kohlenhydrate

Kohlenhydrate können als Glykogen in Muskeln und Leber gespeichert werden. Die Speicherkapazität beträgt bei Untrainierten 375–450 Gramm in den Muskeln und 75–150 Gramm in der Leber. Die Größe der Muskel-Glykogenspeicher kann durch Training und kohlenhydratreiche Ernährung auf bis zu 600 Gramm gesteigert werden. Der Leberspeicher bleibt aber konstant. Unter intensiver sportlicher Belastung reicht das Muskelglykogen zur Bereitstellung der Bewegungsenergie bis zu 90 Minuten aus, das Leberglykogen zum Ausgleich des Blutzuckerspiegels bis zu 3 Stunden.

Bei sportlichen Tätigkeiten unter maximaler oder intensiver Belastung ist die Sauerstoffzufuhr häufig die leistungslimitierende Größe. Deshalb ist die Größe der Glykogendepots von entscheidender Bedeutung, insbesondere im Bereich der Langzeitausdauer und bei intervallartigen Wettkampf- und Trainingsbelastungen, denn pro Liter eingeatmetem Sauerstoff wird aus Fett oder Protein weniger und langsamer Energie gewonnen als aus Glykogen.

Energie für mehr Ausdauer

Kohlenhydrate mit hohem Glykämischen Index

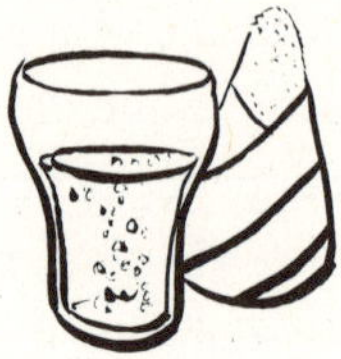

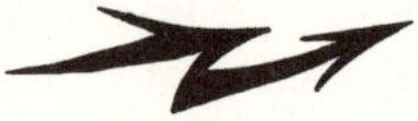

schießen ins Blut

Traubenzucker, Sportgetränke, Malzbier, Weißbrot, Kartoffelpüree, Ofenkartoffeln, reife Bananen

Kohlenhydrate mit mittlerem Glykämischen Index

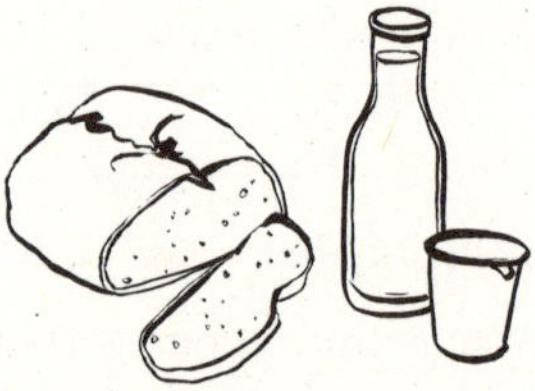

fließen ins Blut

Vollkornprodukte wie Müsli, Vollkornnudeln, Vollkornbrot, Pellkartoffeln, Milchprodukte, Quark oder Joghurt mit Obst, Trauben, Bananen, Ananas

Kohlenhydrate mit niedrigem Glykämischen Index

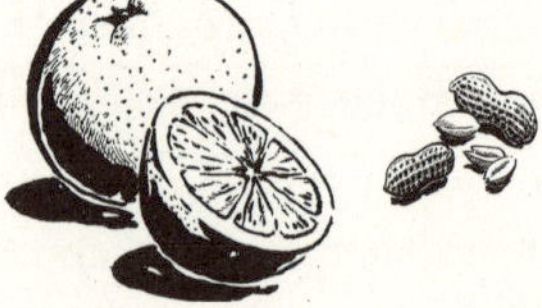

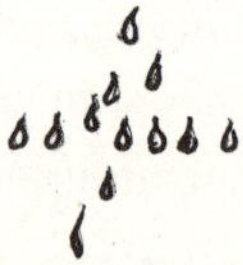

sickern ins Blut

Frischkostsalate, rohes Gemüse, Hülsenfrüchte, Vollmilch, Erdnüsse, Grapefruit, Kirschen, Äpfel, Birnen, Pflaumen, Orangen

Kohlenhydrate sind nicht gleich Kohlenhydrate

Zu den Kohlenhydraten gehören eine Vielzahl von Stoffen wie Traubenzucker, Fruchtzucker, Haushaltszucker, Malzzucker, Milchzucker und Stärke. Die Stärke ist das wichtigste Kohlenhydrat und dominiert entsprechend in der vollwertigen Sporternährung.

Die meisten Kohlenhydrate setzen sich aus einzelnen Bausteinen zusammen. So bestehen Stärke, der pflanzliche Kohlenhydratspeicher, und Glykogen, als Äquivalent im tierischen Organismus, aus einzelnen Glukosemolekülen. Auch die meisten Ballaststoffe zählen zu den Kohlenhydraten. Diese sind aber, im Gegensatz zu allen anderen, für den Menschen unverdaulich.

Welche kohlenhydratreichen Lebensmittel wählen?

Wenngleich eine Vielzahl verschiedener kohlenhydrathaltiger Lebensmittel zur Verfügung stehen, so ist es nicht egal, welche bevorzugt werden. Besonders direkt vor oder während des Sports ist es entscheidend, wie schnell und in welchen Mengen die Kohlenhydrate aufgenommen und verwertet werden können. Als Orientierungshilfe dient dabei der Glykämische Index (GI), ein Maß zur Bestimmung der Wirkung eines kohlenhydrathaltigen Lebensmittels auf den Blutzuckerspiegel. Je höher der Wert ist, desto schneller steigt der Blutzuckerspiegel an.

Während und nach intensivem Training braucht der Körper die Kohlenhydrate zur Leistungserbringung, Regeneration und fürs Immunsystem. Hier sind Kohlenhydrate mit hohem GI gut geeignet. Gerade auch beim Krafttraining ist es wichtig, vorher etwas mit hohem oder mittleren GI aufzunehmen, um koordinationsfähig zu sein und das Verletzungsrisiko zu mindern.

An Tagen mit geringer Aktivität und an Tagen ohne körperliche Anstrengung sollten Lebensmittel mit niedrigem und mittlerem GI verzehrt werden. Kohlenhydrate, die langsam ins Blut gelangen, sind eine gute Grundlage für die Energiebereitstellung über einen längeren Zeitraum. Demgegenüber sorgen Kohlenhydrate mit hohem GI für eine hohe Insulinausschüttung. Ein hoher Insulinspiegel hemmt die Fettverbrennung. Die körpereigenen Glykogendepots werden schneller entleert und die Ausdauerleistungsfähigkeit verschlechtert sich.

Vollkorn bietet mehr

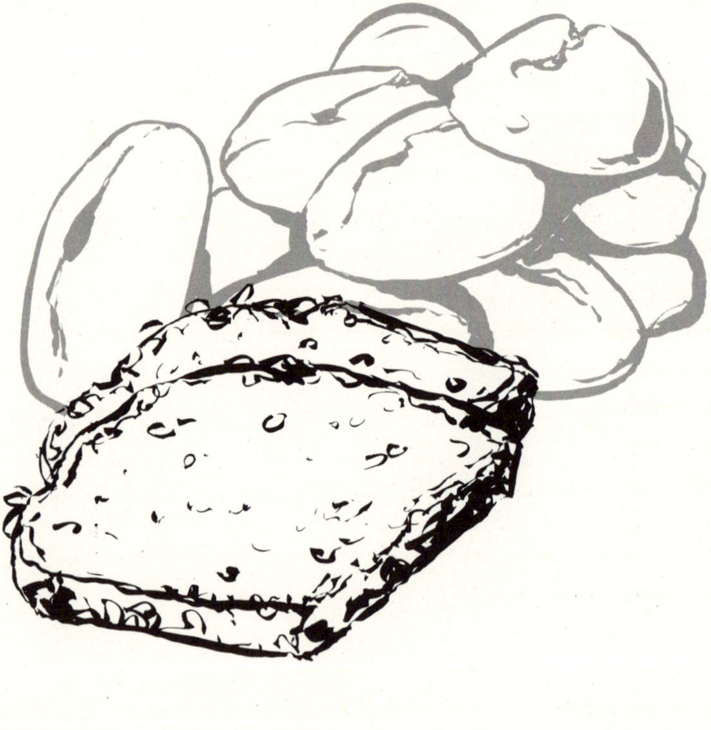

Vitamin B_1:	2 Scheiben Vollkornbrot	=	10	weiße Brötchen
Vitamin B_2:	2 Scheiben Vollkornbrot	=	8	weiße Brötchen
Vitamin B_6:	2 Scheiben Vollkornbrot	=	7	weiße Brötchen
Ballaststoffe:	2 Scheiben Vollkornbrot	=	7	weiße Brötchen
Eisen:	2 Scheiben Vollkornbrot	=	10	weiße Brötchen

Empfehlenswerte kohlenhydratreiche Lebensmittel

In der Fitnessernährung sind Getreide und Vollkornprodukte für die Kohlenhydratzufuhr besonders zu empfehlen, da sie neben den Kohlenhydraten zusätzliche wertvolle Wirkstoffe bieten. Weißmehl hat zwar den gleichen Anteil an Kohlenhydraten wie Vollkornmehl, aber ein gravierendes Defizit an Vitaminen, Mineralstoffen, Spurenelementen, Ballaststoffen und sekundären Pflanzenstoffen, da die Randschichten und der Keimling fehlen. Zur vollwertigen Basis-Sporternährung gehören daher täglich Getreide- bzw. Vollkornprodukte.

Zu den wichtigsten Getreidearten zählen Reis, Weizen, Roggen, Gerste, Hafer, Hirse sowie die, durch die Vollwert-Küche wieder entdeckten Getreide Dinkel, Grünkern oder auch Amaranth. In Kombination mit Milchprodukten, zum Beispiel im Müsli oder im Milchreis, zeigen die Getreidearten ihre ganze Stärke: qualitativ hochwertige Eiweißlieferanten mit idealen komplexen Kohlenhydraten.
Getreideflocken gibt es aus fast allen Getreidearten, pur oder in Fertigmüslimischungen. Aber es gibt wohl kein anderes Lebensmittel, das so einstimmige Anerkennung in der Praxis der Sportlerernährung findet wie Haferflocken. Im Vergleich zu den anderen Getreideflocken enthalten Haferflocken mehr Eisen, Calcium, Vitamin B_1 und Vitamin E. Von den 7 g Fett in 100 g Hafer bestehen rund die Hälfte aus mehrfach ungesättigten Fettsäuren.

Für Sportler mit nervösem Magen

Besondere Schleimstoffe im Hafer, die Lichenine, können Magensäure binden. Die Zugabe von etwas Haferflocken nimmt vielen Obstsäften die Säure, wovon der nervöse Magen eines Sportlers am Aktionstag profitiert. Daher eignen sich Haferflocken sehr gut zur Herstellung von Milch- und Fruchtsaftgetränken. Anspannung und Lampenfieber vor dem Wettkampf, die leicht auf den Magen schlagen, können so ein wenig aufgefangen werden.

Antioxidantien schützen die Zelle

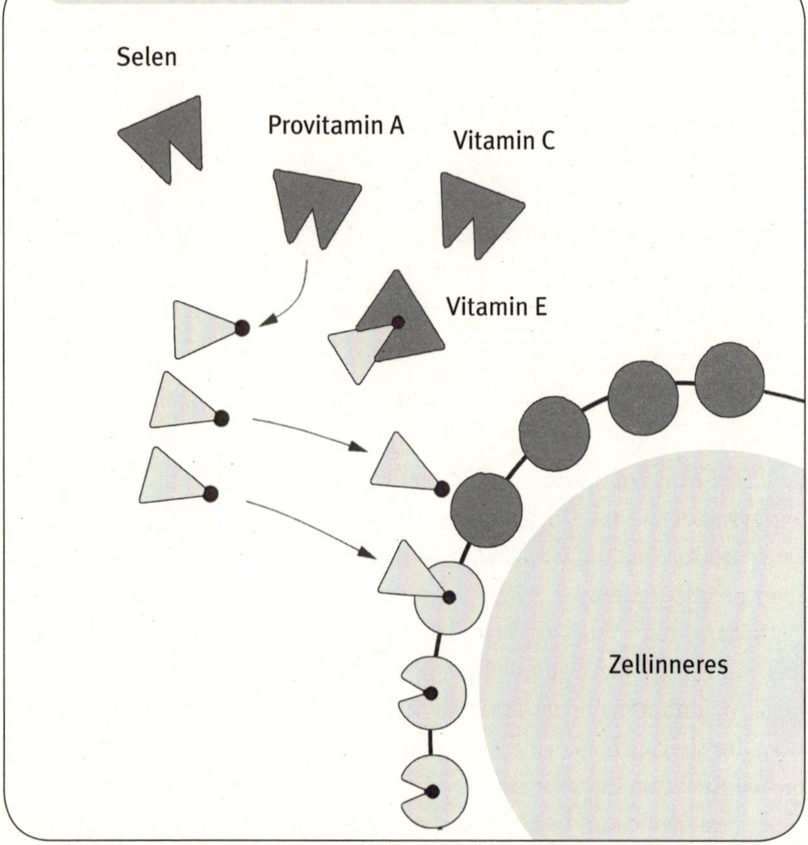

Freie Radikale greifen Fette und Proteine der Zellmembran an. Antioxidantien verbinden sich mit den Radikalen und machen diese unwirksam.

- freie Radikale
- Antioxidantien
- Zellmembran
- geschädigte Zellmembran

Vitamine – die Zündkerzen des Stoffwechsels

Vitaminen wird von Sportlern und Trainern gleichermaßen eine überragende Bedeutung zugesprochen.
Sie steuern und regulieren zahlreiche Stoffwechselvorgänge, sie sind die Zündkerzen des Stoffwechsels. Da der Organismus diese Reglerstoffe nicht selbst herstellen kann, ist er auf die regelmäßige Zufuhr mit der Nahrung angewiesen.

Der tatsächliche Vitaminbedarf hängt von vielen Faktoren ab. Körpergröße und Gewicht, Alter, Einnahme von Medikamenten und Genussmitteln sowie sportliche Aktivität erhöhen den Vitaminbedarf zusätzlich. Insbesondere bei Sportlern, die sehr stark auf ihr Gewicht achten müssen, wie Turnerinnen, Jockeys, Judokas oder Ringer, und sich nicht an den Richtlinien der vollwertigen Sporternährung orientieren, kommt es eher zu einer Unterversorgung als bei Nichtsportlern. Erschwerend kommt hinzu, dass eine Vitaminunterversorgung, bevor sie die klassischen Symptome von Mangelerscheinungen verursacht, zur „Leistungsbremse" wird. Auf der anderen Seite führt eine Vitaminzufuhr über den tatsächlichen Bedarf hinaus zu keiner weiteren Leistungssteigerung. Bevor ein Sportler zu Vitamin-Präparaten greift, sollte er Lebensmittel mit einer hohen Nährstoffdichte bei Vitaminen bevorzugen. Die Nährstoffdichte gibt das Verhältnis von Nährstoff- zu Energiegehalt des Lebensmittels an. Besonders positive Werte ergeben sich für Gemüse, frisches Obst, fettarme Milch und Milchprodukte sowie für Vollkornprodukte.

Die Vitamine A, C, E und das Spurenelement Selen neutralisieren freie Radikale und verhindern so negative Kettenreaktionen. Die Bedeutung dieser Antioxidantien für Sportler wurde lange Zeit überschätzt. Freie Radikale sind natürliche Produkte des oxidativen Stoffwechsels und treten bei Belastungen vermehrt auf. Sie können zwar Zellstrukturen schädigen, unterstützen aber auch den Reiz zur Anpassung des Organismus an das sportliche Training. Daher ist eine angemessene Antioxidantienzufuhr durch Obst und Gemüse für Sportler wichtig, zusätzliche Präparate hingegen können sich aber negativ auf die Leistungsfähigkeit auswirken.

So wirken bioaktive Substanzen

	unterdrücken Bakterien, Viren und Pilze	verhindern schädliche Oxidationen	beugen Blutgerinnseln vor	stärken das Abwehrsystem	hemmen Entzündungen	regulieren den Blutdruck	senken den Cholesterinspiegel	normalisieren den Blutzuckerspiegel	fördern die Verdauung
Sekundäre Pflanzenstoffe:									
Karotinoide		•		•					
Phytosterine							•		
Saponine	•			•			•		
Glucosinolate	•						•		
Polyphenole	•	•	•	•	•	•		•	
Protease-Inhibitoren		•						•	
Terpene									
Phytoöstrogene		•							
Sulfide	•	•	•	•	•	•	•		•
Phytinsäure		•		•			•	•	
Ballaststoffe				•			•	•	•
Substanzen in fermentierten Lebensmitteln	•			•			•		

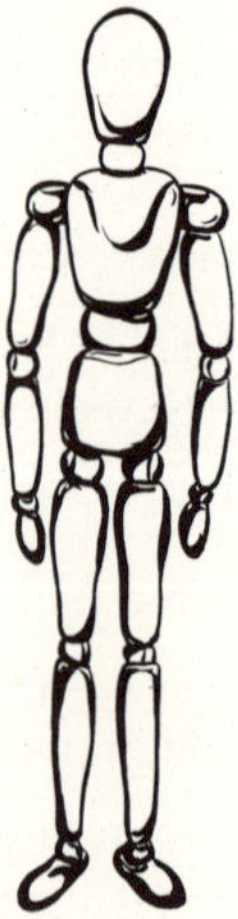

Mögliche Wirkungen

Eine Orange ist mehr als Vitamin C, eine Karotte mehr als Beta-Carotin

Sekundäre Pflanzenstoffe haben eine steile Karriere gemacht. Als gesundheits- und leistungsfördernde Nahrungsbestandteile sind sie immer mehr in das Blickfeld von Wissenschaft, Forschung und Produktentwicklung gerückt. Lycopin in Tomaten, Flavonoide in rotem Traubensaft oder Senföle im Kohl – die Aufzählung ließe sich endlos fortsetzen. Schätzungen gehen davon aus, dass bis zu 100.000 verschiedene bioaktiven Substanzen in den Pflanzen vorkommen und bislang wurde nur ein Bruchteil davon untersucht.

Weltweit wird nach den pflanzlichen Substanzen geforscht, die dafür verantwortlich sind, dass bei hohem Gemüse- und Obstkonsum die Gesundheit und die körperliche und geistige Leistungsfähigkeit gefördert wird.
Je mehr auf diesem Gebiet geforscht wird, umso mehr weiß die Wissenschaft, dass sie noch sehr wenig weiß. Dachte man noch vor wenigen Jahren, dass in Karotten nur zwei bis drei verschiedene Karotinformen vorkommen, weiß man heute, dass es über 800 bis 1000 verschiedene Formen von Karotinoiden gibt. Und nur die Mischung der zahlreichen natürlichen Karotin-Verbindungen ermöglicht die angestrebte positive Wirkung einer obst- und gemüsereichen Ernährung.

Bioaktive Substanzen kommen nur in Pflanzen und dort in sehr unterschiedlichen Mengen vor. Bei „normalen“ Essgewohnheiten werden täglich schätzungsweise 1,5 Gramm an den pflanzlichen Vitalstoffen aufgenommen. Bei vegetarischer Kost kann es leicht das Doppelte sein.

Sekundäre Pflanzenstoffe stecken in Obst, Gemüse, Getreide, Kartoffeln, Hülsenfrüchten und in fermentierten Lebensmitteln (z. B. Sauerkraut).
Viele Stoffe sitzen vor allem direkt unter der Schale und in den Randschichten und sind außerdem teilweise hitzeempfindlich. Daher ist es besonders empfehlenswert, Obst und Gemüse wie Äpfel oder Karotten oder Gurken häufig roh zu essen und nur gründlich zu waschen, statt zu schälen.
Für Sportler wie für Nichtsportler gilt die Fitnessformel: Fünf Portionen Obst und Gemüse täglich und den freien Radikalen wird ein Schnippchen geschlagen. Die passenden Rezepte dazu gibt es ab der Seite 107.

Folgen eines unausgeglichenen Schweißverlustes

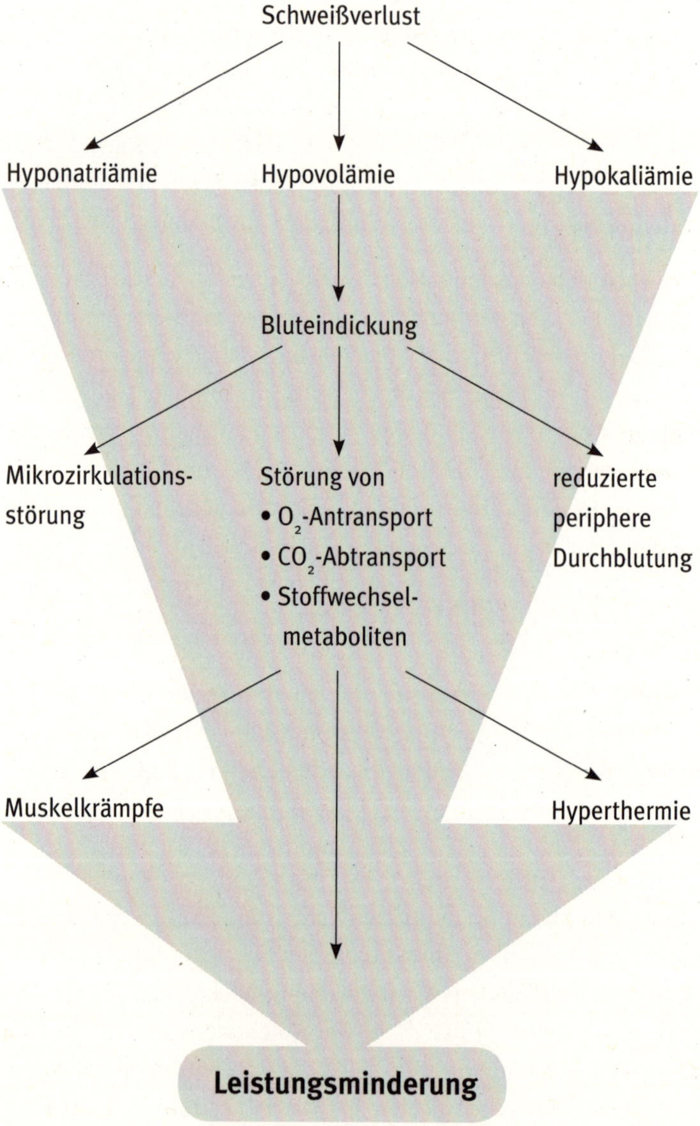

Schweiß hält den Körper kühl

Ein Produkt ist bei jeder sportlichen Tätigkeit dabei: der Schweiß. Das ist lebensnotwendig. Denn die Biomaschine Mensch arbeitet lediglich mit einem Wirkungsgrad von circa 30 Prozent. Bei jeder Muskelkontraktion gehen 70 Prozent der entstehenden Energie als Wärme verloren. Um eine Überhitzung des Organismus zu verhindern, muss die überschüssige Wärme abgeführt werden. Wesentlich für die Wärmeregulation ist die Schweißbildung und die beim Verdunsten des Schweißes entzogene Wärme (etwa 580 kcal/Liter). Die Schweißdrüsen wirken so als eine Art Kühlaggregat und der Schweiß dient als Kühlflüssigkeit.
Im Verlauf eines Wettkampfes oder Trainings kann der Sportler kurzfristig erheblich an Gewicht verlieren. Dieser Gewichtsverlust ist in erster Linie ein Flüssigkeitsverlust. Bei mittlerer Trainingsintensität verliert der Körper etwa 0,5–1,0 Liter Schweiß pro Stunde, bei intensiven Belastungen oder bei Hitze bis zu 3 Liter pro Stunde. Je besser der Trainingszustand, desto mehr kann geschwitzt werden. Eine sehr gute Lösung des Körpers, die verdeutlicht, dass nicht das Schwitzen das Problem ist, sondern die Frage: Woher nimmt der Körper das Wasser für die Schweißproduktion?

Folgen von Flüssigkeitsverlusten

Wenn die Flüssigkeit durch ein entsprechendes Trinkverhalten nicht rechtzeitig wieder zugeführt wird, wird sie den anderen Körperflüssigkeiten wie Blut, Lymphe, Gewebs- und Hirnwasser entzogen – diese Körperflüssigkeiten dicken ein und das Blut fließt nicht mehr so gut. Die Folgen: Die Versorgung der Zellen mit Sauerstoff und Nährstoffen ist geschwächt. Die Konzentration an bestimmten Stoffwechselendprodukten im Blut nimmt zu und die Stoffwechselprozesse werden gestört. Gleichzeitig versucht der Organismus jetzt, die Schweißproduktion zu drosseln oder zu hemmen. Der entwässerte Sportler schwitzt weniger, er läuft heiß. Es kann zu Schwindel, Erbrechen, Muskelkrämpfen und Kreislaufversagen kommen.
Unausgeglichene Flüssigkeitsverluste führen in jeder Sportart zu Leistungseinbußen. Wenn 2–4 Prozent des Körpergewichtes durch Schwitzen verloren gehen, sinkt die Ausdauerleistungsfähigkeit bereits um rund 20 Prozent. Ab 10 Prozent Flüssigkeitsverlust können schwerwiegende physiologische Veränderungen auftreten.

Tages-Wasserbilanz bei unterschiedlicher Betätigung

Wasserbilanz an einem Tag ohne sportliche Betätigung

Nährstoffverbrennung	0,3 l
Lebensmittel	0,7 l
Getränke	1,5 l

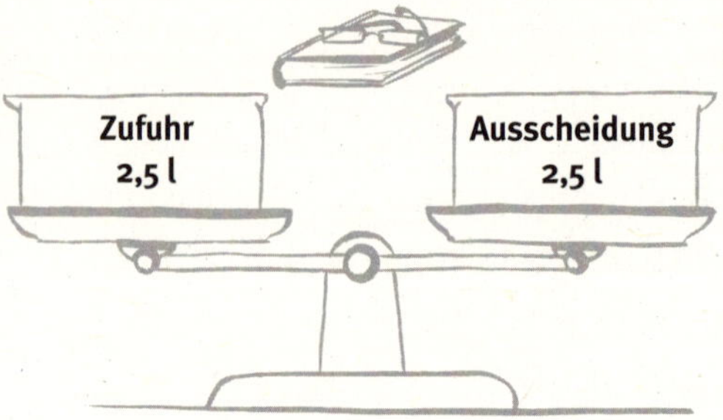

Atem	0,5 l
Haut	0,5 l
Urin	1,4 l
Stuhl	0,1 l

Wasserbilanz an einem Tag mit leichter sportlicher Betätigung

Nährstoffverbrennung	0,4 l
Lebensmittel	0,9 l
Getränke	2,2 l

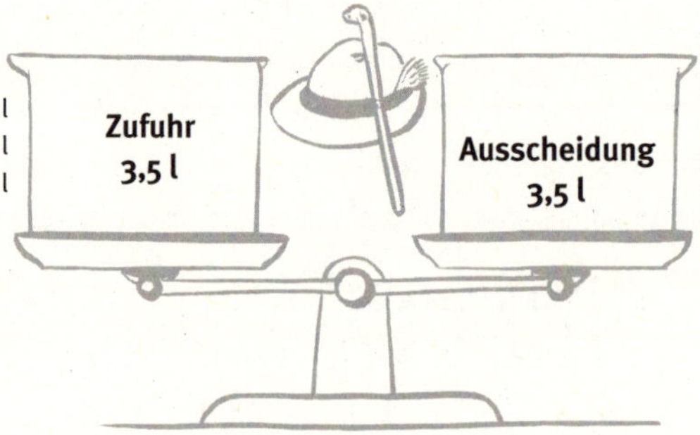

Atem	0,5 l
Haut	0,5 l
Urin	1,4 l
Stuhl	0,1 l
Schweiß	1,0 l

Wasserbilanz an einem Tag mit intensiver sportlicher Betätigung

Nährstoffverbrennung	0,5 l
Lebensmittel	1,2 l
Getränke	4,8 l

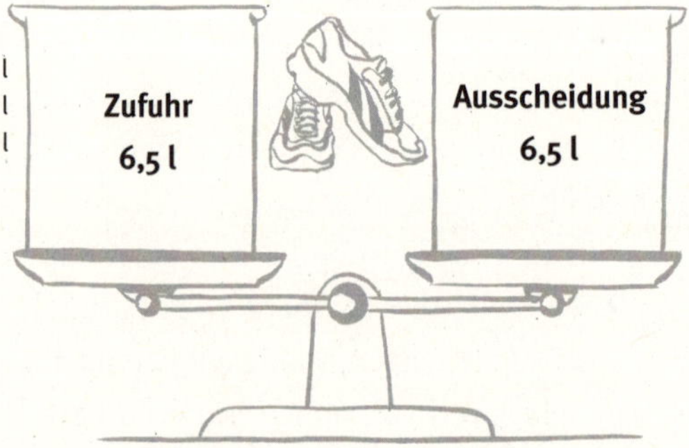

Atem	0,6 l
Haut	0,6 l
Urin	1,4 l
Stuhl	0,1 l
Schweiß	3,8 l

Was mit jedem Tropfen Schweiß verloren geht

Der Schweiß enthält nicht nur Wasser, sondern auch Mineralstoffe und Spurenelemente. Was der Schweiß jedoch nicht enthält, sind Vitamine in relevanten Mengen. Vitamine befinden sich, wenn überhaupt, nur in Spuren als Bestandteil einer organischen Verbindung im Schweiß.

Zusammensetzung des Schweißes

Die Zusammensetzung des Schweißes ist nicht konstant. Sie variiert mit Intensität und Dauer der Belastung und ist abhängig von Temperatur und Luftfeuchtigkeit, Trainingszustand und Ernährungsstatus. Insbesondere zu Beginn einer sportlichen Tätigkeit ist der Schweiß konzentrierter. Die Konzentration an Mineralstoffen pro Liter Schweiß nimmt mit der Länge der sportlichen Betätigung ab. Aufgrund besserer Temperaturregelung schwitzen gut trainierte Sportler deutlich mehr als wenig oder untrainierte Sportler. Gleichzeitig enthält der Schweiß des Leistungssportlers im Vergleich zum Schweiß des Freizeitsportlers weniger Mineralstoffe.

Ausgleich der Verluste

Ein Ausgleich der Substanzen, die über den Schweiß verloren gehen, ist unterschiedlich problematisch. Bei manchen sind wir sogar froh, dass diese ausgeschieden werden, zum Beispiel bestimmte Stoffwechselendprodukte oder Natrium, das mit der normalen Ernährung reichlich verzehrt wird. Schwieriger wird es jedoch beim Kalzium, Magnesium und vor allem bei den Spurenelementen Jod, Eisen, Zink und Kupfer. So sind in einer üblichen Ernährung rund 15 mg Eisen enthalten. Davon können etwa 10 Prozent vom Organismus aufgenommen bzw. verwertet werden. Dies bedeutet eine Zufuhr von 1,5 mg Eisen. Ein Liter Schweiß enthält in Abhängigkeit von der Sportart und vom Eisenstatus des Athleten 0,5–1,0 mg Eisen. Mit drei Litern Schweiß wird somit rechnerisch 100 Prozent der aufgenommenen Eisenmenge ausgeschieden, was langfristig zu einem Eisenmangel führen kann. Ähnlich sieht es beim Mineralstoff Magnesium und den Spurenelementen Jod, Zink und Kupfer aus.

Mineralwasser	Natrium	Calcium	Magnesium	Chlorid	Hydrogencarbonat
Appolinaris	470	90	120	130	1800
Bad Vilbeler Urquelle	98	190	26	111	727
Caldener	103	281	95	79	1222
Contrex	9	468	75	k.A.	372
Dunarisbrunnen	689	88	120	59	2599
Elisabethen-Quelle	14	95	28	10	430
Ensinger Sport	29	528	124	29	403
Evian	6	80	26	4	365
Gerolsteiner	118	348	108	40	1816
Hassia	197	190	34	109	1098
Heppinger	481	150	199	118	2495
Hirschquelle	252	206	35	34	1343
Lichtenauer	13	69	12	23	153
Neuselters	149	124	36	153	680
Nürburg Quelle	261	168	241	14	2451
Perrier	14	140	4	31	348
Peterstaler	124	82	18	14	531
Rhönsprudel	5	46	25	10	234
Römer-Brunnen	623	547	120	555	2920
Rosbacher	73	206	100	112	1095
S. Pellegrino	34	179	52	55	239
Selters (Taunus)	1060	106	42	1124	1428
Spa Reine	3	5	1	5	15
Staatl. Fachingen	560	93	57	129	1812
Thüringer Waldquelle	22	84	40	36	230
Überkinger	1088	23	15	96	1447
Vilsa	15	46	4	12	166
Vittel	8	94	20	k.A.	248
Volvic	12	12	8	14	71
Wittmannsthaler	38	166	46	88	340

Angaben der gelösten Mineralstoffe in mg/l

Mineralwasser – was es enthalten sollte

Mineralwasser ist in. Aus über tausend Quellen und Tiefbrunnen sprudeln bei uns über 9 Milliarden Liter jährlich. Welches Wasser ein natürliches Mineralwasser ist, regelt die Mineral- und Tafelwasserverordnung. Hiernach muss jedes natürliche Mineralwasser am eigenen Quellort in das für den Verbraucher bestimmte Gefäß abgefüllt werden. Die Verordnung erlaubt jedoch auch folgende Eingriffe beim natürlichen Mineralwasser:

- ▷ Das Ausfiltern oder Oxidieren bestimmter den Geschmack oder die Optik beeinflussender Inhaltsstoffe. Das sind zumeist Eisen- oder Schwefelverbindungen. Den meisten im Handel angebotenen Mineralwassersorten wurde das Eisen aus optischen und geschmacklichen Gründen entzogen. Dies muss auf dem Etikett als „enteisent" deklariert werden.
- ▷ Den vollständigen oder teilweisen Entzug der freien Kohlensäure sowie das Versetzen oder Wiederzusetzen von Kohlensäure.

Anforderungen an ein Mineralwasser für Sportler

Für Sportler empfehlenswerte Mineralwässer zum schnellst möglichen Flüssigkeitsersatz sollten mindestens 50–100 mg Natrium pro Liter enthalten. Ein ausreichend hoher Natrium-Gehalt im Getränk ist für die Aufrechterhaltung der Fließeigenschaften des Blutes während des Sportes unbedingt erforderlich. Auch die Kohlenhydrataufnahme erfolgt nur bei gleichzeitiger Natriumzufuhr. Eine Natriumzufuhr mit den Speisen vor oder nach dem Sport reicht hierfür nicht aus.

Der Calcium- und Magnesiumgehalt des Sportgetränkes sollte die Verluste über den Schweiß ersetzen, sodass etwa 200 mg Calcium und 100 mg Magnesium im Getränk sinnvoll sind. Ideal ist ein Verhältnis von 2:1, da Calcium und Magnesium auch in diesem Verhältnis mit dem Schweiß ausgeschieden werden.

Bei intervallartigen Belastungen, bei denen die Energie ohne Sauerstoff unter Anfall von Milchsäure gewonnen wird (anaerober, laktazider Stoffwechselweg), hat sich die Zufuhr eines Mineralwassers mit einem hohen Gehalt an Hydrogencarbonat (mindestens 1000 mg pro Liter) bewährt. Diese Mineralwässer können bei regelmäßigem, langfristigem Konsum das körpereigene Puffersystem unterstützen und so ein „Sauerwerden" der Muskulatur verzögern.

Sporternährung auf einen Blick: Nährstoffe

Nährstoff	ausgewählte Empfehlungen, Schätz- oder Richtwerte für die Tageszufuhr (nach D.A.CH.) [1]	Richtzahlen für die Tageszufuhr beim Leistungssportler (nach IS) [2]	Hauptfunktionen	Vorkommen
Kohlenhydrate	250 – 400 g	5 – 10 g pro kg Körpergewicht	Energiequelle für den gesamten Organismus, insbesondere für Muskulatur, Gehirn und Nervenzellen, Energiespeicher für Leistungsspitzen	Kartoffeln, Getreideprodukte, Milchreis, Obst, Gemüse, Trockenfrüchte
Ballaststoffe	über 30 g	über 30 g	Darmfunktionen, Sättigungsregulation	Vollkornprodukte, Obst, Gemüse
Eiweiß	0,8 g pro kg Körpergewicht	1,0 – 2,0 g pro kg Körpergewicht, je nach Sportart, Trainingsphase und -intensität	Muskelaufbau, Bildung von Enzymen, Immunsystem	Milch, Milchprodukte, Fleisch, Getreide Hülsenfrüchte, Kartoffeln, Soja
Fett	80 g	1,0 – 1,8 g pro kg Körpergewicht	Energiereserve als Depotfett, Membranbestandteil, Träger essenzieller Fettsäuren und fettlöslicher Vitamine	Öle und Fette, Schweinefleisch, Wurst, Käse
Wasser	2,5 l davon 1,5 l durch Getränke	3,5 – 5 l davon 2,5 – 4,0 l durch Getränke je nach Schweißverlust	Transport von Sauerstoff und Nährstoffen, Reizübertragung und Muskelbewegung, Schweißproduktion, Thermoregulation, Ausscheidung harnpflichtiger Substanzen	Getränke wie Tee, Mineralwasser, Frucht- und Gemüsesaft, Schorlen, Obst, Gemüse

[1]D.A.CH.: Deutschland (D), Österreich (A), Schweiz (CH)
Referenzwerte für die Nährstoffzufuhr, 2012, der Deutschen Gesellschaft für Ernährung (DGE) e.V., der Österreichischen Gesellschaft für Ernährung (ÖGE), der Schweizerischen Gesellschaft für Ernährungsforschung (SGE) und dem Schweizerischen Verein für Ernährung (SVE)
[2]IS: Institut für Sporternährung e.V., Bad Nauheim

Sporternährung auf einen Blick: Mineralstoffe

Nährstoff	ausgewählte Empfehlungen, Schätz- oder Richtwerte für die Tageszufuhr (nach D.A.CH.)[1]	Richtzahlen für die Tageszufuhr beim Leistungssportler (nach IS)[2]	Hauptfunktionen	Vorkommen
NaCl (Kochsalz)	5 g	10 – 15 g	Regulation des Wasserhaushalts, beteiligt an Resorption von Kohlenhydraten und Aminosäuren, Muskelkontraktion, Enzymaktivator	Fleisch- und Wurstwaren, Hartkäse, Dosengemüse, Räucherfisch
Kalium	2 g	4 – 5 g	Regulation des Wasserhaushalts, Enzymaktivator	Hülsenfrüchte, Trockenfrüchte, Gemüse- und Obstsäfte, Bierhefe
Magnesium	350 – 400 mg ♂ 300 – 310 mg ♀	500 – 700 mg	Erregungsleitung von Muskeln und Nerven, Muskelkontraktion, Enzymbestandteil, Aufbau von Knochen und Sehnen	Mineralwasser, Getreide, Nüsse, Fleisch, Grüngemüse
Calcium	1.000 mg	über 1.200 mg	Stützfunktion im Skelett, Bildung von Knochen- und Zahnsubstanz, Blutgerinnung, Muskelkontraktion	Milch, Milchprodukte, Gemüse, Mineralwasser
Phosphor	700 mg	über 1.000 mg	Energiegewinnung, Bestandteil energiereicher Verbindungen, Knochenbestandteil	Milch, Milchprodukte, Fisch, Fleisch
Jod	200 µg	über 200 µg	Bestandteil der Schilddrüsenhormone, Muskelaufbau, Kohlenhydrat- und Fettstoffwechsel	Meeresprodukte wie Fisch und Muscheln, Milchprodukte, Jodsalz
Eisen	10 mg ♂ 15 mg ♀	18 – 25 mg	Sauerstoffverwertung, Blutkörperchenbildung, Energiestoffwechsel	Milch, Milchprodukte, Fleisch, Hirse, Spinat
Zink	10 mg ♂ 7 mg ♀	über 15 mg	Wachstum, Fortpflanzung, Immunsystem, Wundheilung, Energiehaushalt	Fleisch, Fisch, Ei, Milch, Käse Spinat und Vollkornprodukte

Sporternährung auf einen Blick: Vitamine

Nährstoff	ausgewählte Empfehlungen, Schätz- oder Richtwerte für die Tageszufuhr (nach D.A.CH.)[1]	Richtzahlen für die Tageszufuhr beim Leistungssportler (nach IS)[2]	Hauptfunktionen	Vorkommen
A (Retinol)	1,0 mg ♂ 0,8 mg ♀	über 2 mg	Beteiligung am Sehvorgang, Aufbau und Funktionserhaltung von Haut und Schleimhäuten	Gemüse, Milch, Milchprodukte, Fisch
D (Calciferole)	20 µg	>20 µg	wichtig im Calcium- und Phosphatstoffwechsel, Mineralisierung der Knochen	Fettfische, Hering, Aal, Lachs, Makrele
E (Tocopherole)	12 – 15 mg ♂ 11 – 12 mg ♀	über 15 mg	schützt ungesättigte Fettsäuren und Vitamin A im Körper vor Oxidation (natürliches Antioxidans)	pflanzl. Öle und Fette, Erbsen, Grünkohl
B_1 (Thiamin)	1,0 – 1,3 mg ♂ 1,0 mg ♀	über 1,5 mg je nach Kohlenhydrataufnahme	wichtig im Kohlenhydratstoffwechsel, für das Nervensystem	Vollkornprodukte, Hefe, Kartoffeln, Hülsenfrüchte, Geflügelfleisch
B_2 (Riboflavin)	1,2 – 1,5 mg ♂ 1,2 mg ♀	über 1,5 mg je nach Kohlenhydrat- und Eiweißaufnahme	beteiligt am Fett-, Kohlenhydrat- und Proteinstoffwechsel	Milch, Milchprodukte, Käse, Schweine-, Rind- und Geflügelfleisch, Vollkornprodukte
B_6 (Pyridoxin)	1,4 – 1,6 mg ♂ 1,2 mg ♀	über 1,5 mg je nach Eiweißaufnahme	wichtig im Proteinstoffwechsel und für das Nervensystem	Weizenkeime, Bohnen, Kalb-, Schweine-, Rind- und Geflügelfleisch, Vollkornprodukte

[1]D.A.CH.: Deutschland (D), Österreich (A), Schweiz (CH)
Referenzwerte für die Nährstoffzufuhr, 2012, der Deutschen Gesellschaft für Ernährung (DGE) e.V., der Österreichischen Gesellschaft für Ernährung (ÖGE), der Schweizerischen Gesellschaft für Ernährungsforschung (SGE) und dem Schweizerischen Verein für Ernährung (SVE)
[2]IS: Institut für Sporternährung e.V., Bad Nauheim

Sporternährung auf einen Blick: Vitamine

Nährstoff	ausgewählte Empfehlungen, Schätz- oder Richtwerte für die Tageszufuhr (nach D.A.CH.) [1]	Richtzahlen für die Tageszufuhr beim Leistungssportler (nach IS) [2]	Hauptfunktionen	Vorkommen
B_{12} (Cobalamine)	3 µg	5 µg	verhindert bestimmte Formen der Blutarmut (Anämie)	Seelachs, Rindfleisch, Milch, Milchprodukte, Eier
Biotin	30 – 60 µg	30 – 60 µg	wichtig bei der Synthese von Kohlenhydraten und Fettsäuren	Milch, Innereien, Sojabohnen
Folsäure	400 µg	500 µg	wichtig für die Zellneubildung	Weizenkeime, Vollkornprodukte, Kohlgemüse, Hefe, Kartoffeln
Niacin	13 – 17 mg ♂ 13 mg ♀	über 30 mg	wichtig für Energiestoffwechsel und Herzfunktion	Vollkornprodukte, Erbsen, Rind-, Schweine- und Geflügelfleisch, Seefisch
Pantothensäure	6 mg	8 mg	wichtig beim Abbau von Fetten, Kohlenhydraten und Aminosäuren	Brokkoli, Blumenkohl, Kalb-, Rindfleisch, Milch, Vollkornprodukte
C (Ascorbinsäure)	100 mg	über 250 mg	verbessert die Eisenaufnahme aus pflanzlicher Nahrung, wichtig für die Bildung und Funktionserhaltung von Bindegewebe und Knochen, stimuliert die körpereigenen Abwehrkräfte, Antioxidans	frisches Obst und Gemüse, Paprika, Kartoffeln, Tomaten, Zitrusfrüchte, schwarze Johannisbeeren, Sanddorn

Auf die Portionsgröße kommt es an!

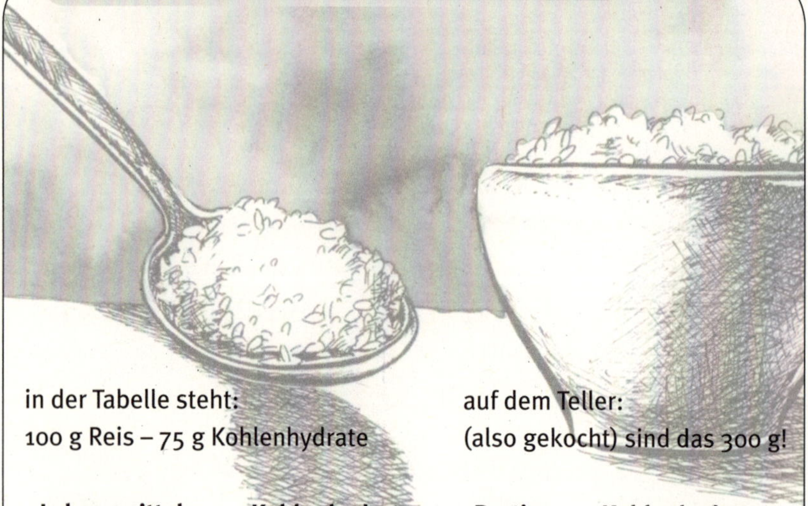

in der Tabelle steht:
100 g Reis – 75 g Kohlenhydrate

auf dem Teller:
(also gekocht) sind das 300 g!

Lebensmittel, verzehrbarer Anteil	Kohlenhydrate in g/100 g	Portion in g	Kohlenhydrate pro Portion in g
Milchreis	21	200	42
Kartoffeln	19	200	38
Naturreis	75	50	38
Nudeln	72	50	36
Müsli-Mischungen	70	50	35
Vollkornhaferflocken	66	50	33
Cornflakes	52	50	26
Weizenschrotbrot	50	50	25
Bananen	19	125	24
Roggenmischbrot	46	50	23
Trockenobst	70	35	23
Butterkeks	70	30	23
Müsli-Riegel	55	35	18
Popcorn	75	20	15
Obst, frisch	14	100	14

Ernährung in der Vorwettkampfphase

Die Ernährung in der Zeit vor einem Wettkampf dient der Optimierung der Energie- und Nährstoffreserven. Sie sollte spätestens 1 Woche vor einem wichtigen Wettkampf beginnen. Besondere Beachtung verdient die Auffüllung der Glykogen- und Flüssigkeitsdepots. Die Auffüllung der Glykogendepots erfolgt mit einer kohlenhydratreichen Ernährung, wobei die Kohlenhydrataufnahme je nach Sportart in dieser Phase 60–70 Prozent der gesamten Energiezufuhr betragen kann.

Rechenbeispiel: Der Energiebedarf eines Ausdauer-Sportlers beträgt etwa 3.000 kcal. 65 Prozent sollen in Form von Kohlenhydraten zugeführt werden, das entspricht 1.950 kcal. 1 Gramm Kohlenhydrate hat einen Brennwert von circa 4 kcal. Der Sportler muss also 1.950: 4 = 487 Gramm Kohlenhydrate in Form geeigneter Lebensmittel in seinen Ernährungsplan einbauen.

Faustregeln zum Auffüllen der Depots

- Beim Ausdauersportler: 7 g Kohlenhydrate pro kg Körpergew. pro Tag
- Beim Schnellkraftsportler: 6 g Kohlenhydrate pro kg Körpergew. pro Tag
- Beim Kraftsportler: 5 g Kohlenhydrate pro kg Körpergew. pro Tag

Auch Süßes manchmal sinnvoll

Kohlenhydrate werden als Glykogen in Muskeln und Leber gespeichert. Als Kohlenhydratlieferanten bieten sich hauptsächlich Kartoffeln, Reis, Nudeln, Vollkornbrot und andere Getreideerzeugnisse wie Müsli oder Flocken an. In dieser Ernährungsphase ist besonders darauf zu achten, dass durch die Zufuhr von Vollkornprodukten, aber vor allem auch von Obst und Gemüse, gleichzeitig etwas für die Vitamin- und Mineralstoffversorgung getan wird. Um in der Aufladephase bei hohem Trainingspensum die genannten hohen Kohlenhydratmengen zu realisieren, ist der Einsatz von Ein- und Zweifachzuckern (in Form von beispielsweise Zucker, Roh-Rohrzucker oder Honig) akzeptabel und sinnvoll. Denn sie sorgen durch eine provozierte Insulingegenregulation für eine schnelle Einlagerung der Kohlenhydrate in die Speicher. Darüber hinaus sind Kohlenhydratmengen von über 400 Gramm pro Tag bei gleichzeitigem Verzicht auf Süßes im Trainingsalltag kaum zu realisieren.

Glykogenspeicher füllen, aber richtig!

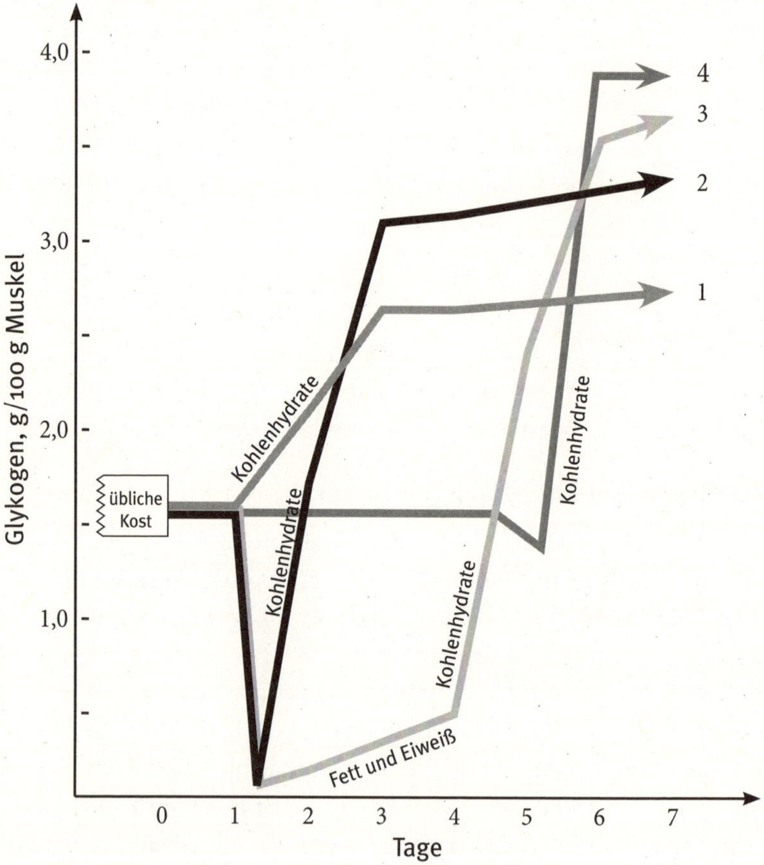

Die Umstellung auf kohlenhydratreichere Kost während der Vorwettkampfphase erhöht den Glykogengehalt im Muskel (1). Wer intensiv trainiert und dann viele Kohlenhydrate isst, erzielt noch höhere Glykogenwerte (2). Die Kohlenhydratzufuhr bei intensivem Training zu reduzieren, um den Glykogenspeicher zu entleeren und dann auf „Kohlenhydratmast" umzusteigen, ist für den Körper sehr belastend. Diese Methode wird auch als Saltin-Diät bezeichnet (3). Aktuell oft praktizierte Methode: Am Tag vor dem Wettkampf erschöpfende Belastung, danach sofortige Kohlenhydrataufnahme von 1,5 g/kg Körpergewicht mit hohem GI, diese Menge alle zwei Stunden wiederholen, bis zu 12 g Kohlenhydraten pro kg Körpergewicht am Tag (4).

Superkompensation

Volle Glykogenspeicher mit der so genannten „Saltin-Diät“ zu bekommen, ist wenig sinnvoll. Dazu wurde beginnend mit dem 7. Tag vor dem Wettkampf stetig hart trainiert, wobei die bei der jeweiligen Sportart beanspruchten Muskelgruppen zusätzlich belastet wurden. Dieses Training wurde über die folgenden drei Tage fortgesetzt, gleichzeitig wurde die Kohlenhydratzufuhr auf unter 40 Prozent der Kalorienmenge (kcal%) gesenkt und die Fett- und Eiweißmenge erhöht, um die Muskelglykogendepots weitgehend abzubauen. Danach wurde für die restlichen 3 Tage unmittelbar vor dem Wettkampf auf kohlenhydratreiche Kost (mindestens 70 kcal%) umgestellt. Dabei nahm die Trainingsintensität ab.

In der Praxis hat sich diese Ernährungsform nur bedingt bewährt. Nicht selten führt die kohlenhydratarme Kost zu einer durch den Fettstoffwechsel mitbedingten Übersäuerung des Blutes (Ketose) und zu Störungen, die mit Übelkeit und Ermattung, Schwindelgefühlen und Reizbarkeit einhergingen. Der Versuch, bei einem derartigen Kohlenhydratunterangebot und bei fast leeren Glykogenspeichern zu trainieren, wurde nur zum Prüfstein für die Willenskraft.

Kohlenhydratreiche Kost über 6 Tage

Mittlerweile wurde eine Form der Glykogenspeicherung (Carboloading) erarbeitet, bei der zahlreiche Probleme der klassischen Methode ausgespart bleiben. Beginnend mit dem sechsten Tag vor dem Wettkampf wird auch hier ein hartes Training beibehalten. An diesem und den beiden folgenden Tagen liegt der Kohlenhydratanteil im normalen Bereich mit 55–60 kcal%. An den nächsten beiden Tagen wird der Kohlenhydratanteil auf 70 kcal%, im Extremanfall auf 75 kcal% erhöht und das Training verkürzt. Bei unveränderter Kohlenhydratzufuhr bleibt der Tag vor dem Wettkampf trainingsfrei und dient der Erholung.

Wichtig ist, die Kohlenhydrate in vielen kleinen Einzelportionen aufzunehmen. Diese Ernährungsform hat sich bei ausdauerorientierten Sportarten bestens bewährt. Bei Sportarten von unter 60 Minuten Dauer ist die maximale Glykogeneinlagerung jedoch nicht wünschenswert, da pro Gramm Glykogen gleichzeitig 2–3 Gramm Wasser eingelagert werden. Diese Gewichtszunahme ist bei Kurz- oder Mittelstrecken und in Spielsportarten nicht leistungsfördernd.

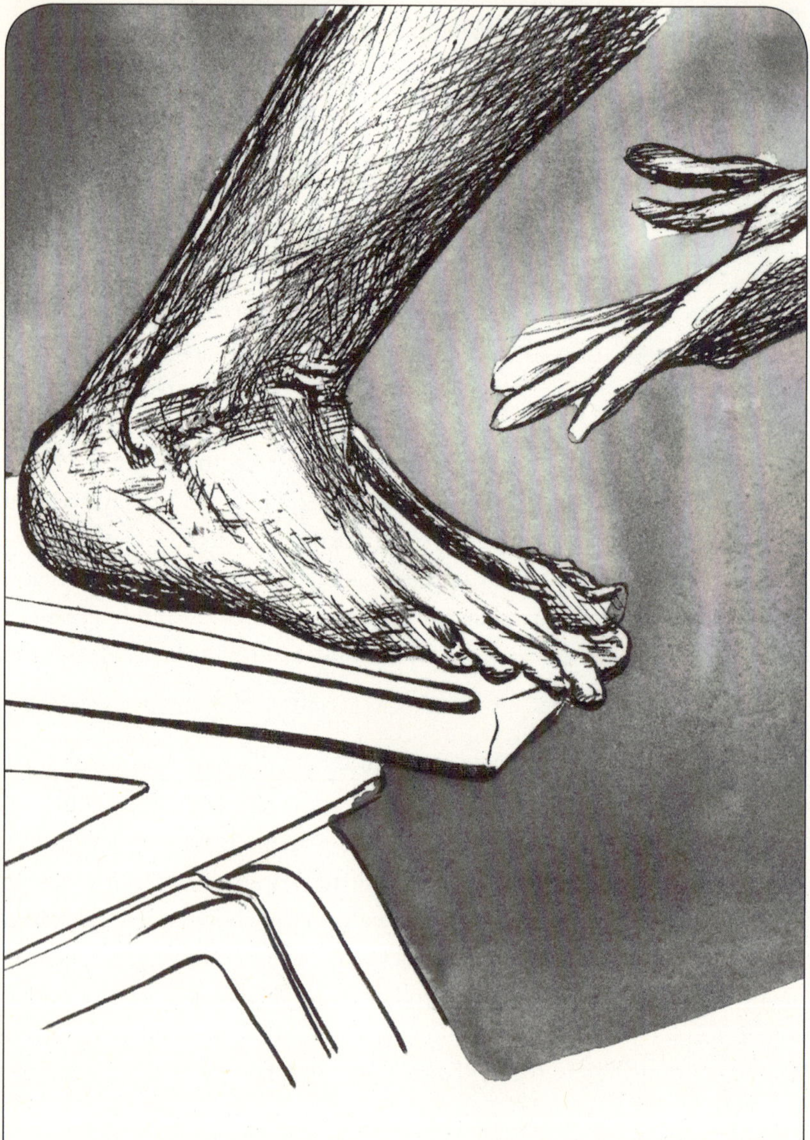

Essen und Trinken vor dem Sport

Bekömmlichkeit und Angemessenheit sind oberstes Gebot in der Ernährung vor Aktionsbeginn. Einer der schlimmsten und dennoch sehr häufig begangenen Ernährungsfehler (ob Profi- oder Freizeitsportler) ist, am „Tag der Wahrheit" eine neue, ungewohnte Speise auszuprobieren. Gerade in dieser stressgeladenen Atmosphäre der Wettkampfvorbereitung können ungewohnte Speisen und Getränke zu Magenverstimmungen führen. Auch wer vor lauter Nervosität wahllos Essbares in sich hineinstopft oder wer hungert, besiegt sich häufig selbst mit Messer und Gabel.

Die besten Tipps für einen guten Start

1. *Den Vorabend für gezielte Ernährung nutzen*

   „Nudelpartys" sind genau das Richtige. Ein kohlenhydratreiches Abendessen sorgt „im Schlaf" für gefüllte Kohlenhydratdepots. Das ist eine der wesentlichen Voraussetzungen, ein Maximum an Ausdauer und Leistung am nächsten Tag zu entwickeln. Dies bringt nicht nur Ausdauersportlern Vorteile, die Vorwettkampfkost ist ebenso wertvoll für alle Spielsportarten. Fußballspieler zum Beispiel beteiligten sich wesentlich stärker am Spiel, wenn sie durch eine kohlenhydratreiche Vorabendkost entsprechend vorbereitet waren. Zu den empfehlenswerten Gerichten gehören Reisspeisen wie Gemüse-Reis-Gerichte, Kartoffelgerichte wie Kartoffelpüree, Kartoffelknödel, Folien- oder Pellkartoffeln mit Kräuterquark, Nudelspeisen wie Spaghetti, Spätzle, Cannelloni, Lasagne mit fettarmer Tomatensauce, Cerealien wie Haferflocken, Müsli mit Joghurt oder Obstsaft und Obst sowie Süßspeisen wie Grießpudding oder Milchreis mit Früchten.

2. *Nur Gewohntes verzehren*

   Das heißt im Allgemeinen fettarme und ballaststoffarme Speisen bevorzugen, die garantiert nicht stundenlang im Magen liegen, nicht zu Blähungen führen und gut vertragen werden. Nur wer auch sonst Vollkornprodukte isst und daher gut verträgt, sollte in der direkten Vorbereitung eines wichtigen Sporttages Vollkornprodukte verzehren.

   Das Sport-Lunch-Paket mit im Training erprobten Speisen und Getränken gehört zu jeder Sportausrüstung.

Verweildauer der Speisen im Magen

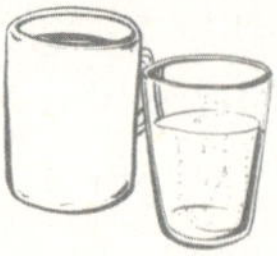

bis 30 Minuten:
1 Glas Wasser
1 Tasse Kaffee, Tee, Fleischbrühe

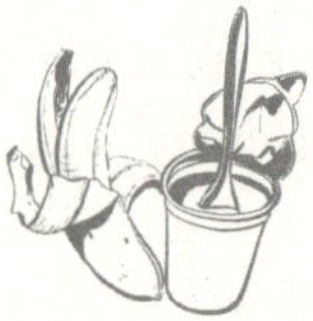

bis 1 Stunde:
1 Banane, Apfel
1 Becher Joghurt
1 Glas Milch, Kefir, Buttermilch

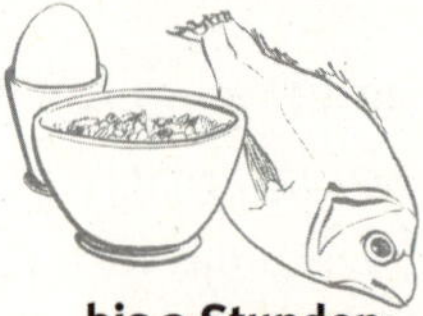

bis 2 Stunden:
1 Portion magerer Kochfisch
1 weich gekochtes Ei
1 Portion Müsli
1 Portion Kartoffelpüree

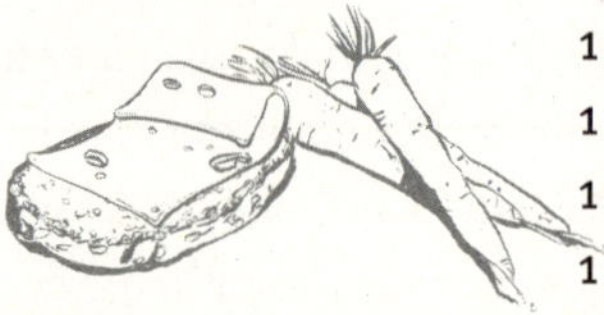

bis 3 Stunden:
1 Scheibe Vollkornbrot mit Belag
1 Portion Haferflocken
1 Portion Wurzelgemüse
1 Portion gekochtes mageres Fleisch

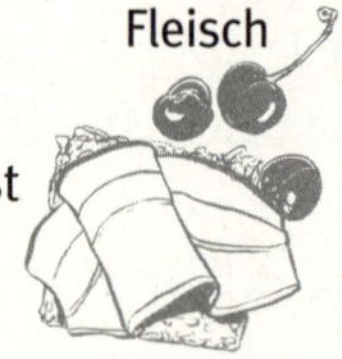

bis 4 Stunden:
1 Portion Steinobst, Beerenobst
1 Scheibe Schinken
1 Scheibe Vollkornbrot mit vegetarischer Pastete

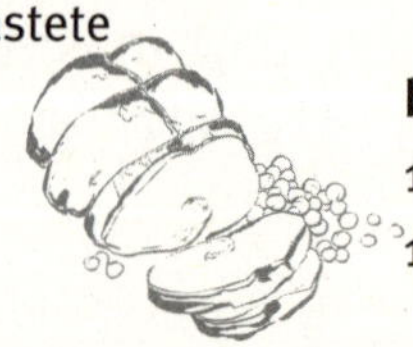

bis 5 Stunden:
1 Portion Braten, 1 Hering
1 Portion Hülsenfrüchte

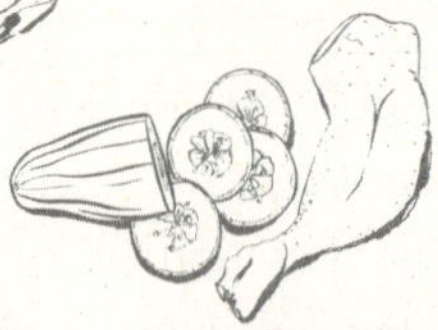

bis 7 Stunden:
je 1 Portion: Gänsebraten, Pilze, Gurkensalat

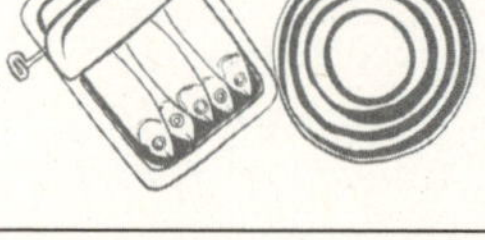

bis 9 Stunden:
je 1 Portion: Thunfisch in Öl, Heringssalat, Ölsardinen

3. Nicht hungrig an den Start gehen

Viele Sportler machen den Fehler und essen am Abend vor dem Wettkampf das letzte Mal. Damit verschenken sie wichtige Ressourcen, denn während der Nachtstunden und insbesondere in den Morgenstunden vor dem Start werden wertvolle Energiereserven verbraucht. Die Glykogendepots, besonders der für die Gehirn- und die Nervenenergieversorgung zuständige Leberglykogenspeicher, sind dann nicht mehr vollständig gefüllt. Dieses Weniger kann im Zweifelsfall über Sieg oder Niederlage entscheiden. Außerdem kann es eher zu einem Hungerast, der Unterzuckerung mit entsprechenden Schwächegefühlen, kommen.

4. Nicht mit vollem Magen starten

Die letzte Hauptmahlzeit sollte man etwa drei Stunden vor dem Start einnehmen. Dabei ist die Verweildauer der Speisen im Magen zu berücksichtigen. Kohlenhydratreiche, leicht verdauliche Speisen sind zu bevorzugen. Fette und eiweißreiche Mahlzeiten verbleiben häufig zu lange im Magen. Ein zu hoher Eiweißkonsum belastet zusätzlich den Stoffwechsel, besonders den Wasserhaushalt, da als Abbauprodukt unter anderem Harnstoff entsteht, der über den Urin ausgeschieden werden muss.

5. Vor Sportbeginn ausreichend trinken

Kohlenhydratarme oder -freie Getränke können bis zu einer halben Stunde vor dem Start in kleinen Portionen – schluckweise – getrunken werden. Gut bewährt haben sich beispielsweise Mischungen aus magnesiumreichem Mineralwasser mit Frucht- oder Gemüsesaft im Verhältnis 3:1 (3 Teile Mineralwasser : 1 Teil Fruchtsaft). Vor allem bei zu erwartenden hohen Außentemperaturen ist es wichtig, schon am Morgen damit anzufangen, viel zu trinken, um die Depots zu füllen. Während des Sports ist es nicht immer möglich, das gesamte ausgeschwitzte Wasser zu ersetzen. Zusätzlich kann innerhalb der letzten halben Stunde vor dem Start bis zu einem halben Liter Flüssigkeit getrunken werden. Abgeraten wird von der Zufuhr größerer Mengen kohlenhydratreicher Getränke wie unverdünntem Apfel- oder Orangensaft, Cola-Getränken, Energy-Drinks oder süße Limonaden. Diese Getränke können einen starken Insulin-Ausstoß hervorrufen, der die Fettverbrennung hemmt und dadurch den Organismus schon früh seine Glykogenspeicher verbrauchen lässt.

Für den Aktionstag	geeignete Lebensmittel	weniger geeignete Lebensmittel
	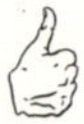	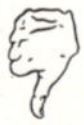
Brot und Backwaren:	leichte Vollkornbrotsorten, Knäckebrot, Vollkorntoast	frisches und grobkörniges Brot, fettreiches Gebäck
Nährmittel:	Vollkornflocken, Müsli, Vollkornnudeln, Naturreis	fettreiche und stark gewürzte Nährmittel
Kartoffeln:	Kartoffelpüree, Pellkartoffeln	Bratkartoffeln, Pommes Frites, Kartoffelsalat
Gemüse, Salat:	Brokkoli, Spargel, Tomaten, Blattsalate	Hülsenfrüchte, Mayonnaisesalate
Obst:	Bananen, Trockenobst, Obstkompott	unreifes Obst, rohes Steinobst, Avocados
Süßigkeiten:	Müsliriegel, Popcorn, Fruchtschnitten	Traubenzucker, klebrige Süßigkeiten
Milchprodukte:	Trinkmilch, Joghurt, fettarmer Käse	fettreicher und scharf gewürzter Käse
Fleisch:	mageres Fleisch, fettarme Wurst	Wurst mit hohem Fettgehalt, wie Salami, Leberwurst, paniertes und frittiertes Fleisch
Fisch:	fettarme Fische wie Schellfisch, Kabeljau, Scholle, Forelle	gebackener und frittierter Fisch, Hering, Fischkonserven in Öl
Getränke:	Mineralwasser, Tee, Fruchtsaftschorle	süße Limonaden, Cola, Alkohol

Essen und Trinken während des Wettkampfes

Hier ist richtiges Essen und Trinken besonders wichtig:

- ▷ Lang anhaltende sportliche Tätigkeiten von über 60–90 Minuten wie Bergwandern, Golf, Radfahren, Marathon, Ultra-Langstreckenlauf, Triathlon, Skilanglauf und Tennis.
- ▷ Wettkämpfe mit mehreren Starts (Qualifikation, Mehrkampf, Turnier) wie Moderner Fünfkampf, Siebenkampf der Frauen, Zehnkampf der Männer, Tischtennis, Tennis, alle Leichtathletikwettbewerbe, Fechten.
- ▷ Sportarten, bei denen das Spielgeschehen auf „natürliche" Weise, etwa durch Spielpausen oder Halbzeit, unterbrochen wird. Hierzu zählen Fußball, Handball, Hockey, Basketball, Volleyball, Eishockey.

Vollwertige Sporternährung vergrößert die Unabhängigkeit

Generell gilt: Je besser trainiert und ernährt Sportler sind, desto größer die Depots, desto weniger sind sie auf Verpflegung während des Sports angewiesen. Je geringer die Depots, desto wichtiger wird die Verpflegung bereits während des Sports. Dies gilt insbesondere für den Ersatz von Wasser und Kohlenhydraten.

Durch Verzehr von kohlenhydratreichen Sport-Snacks können die körpereigenen Glykogendepots geschont werden. Anders als in Ruhe wird während intensiver sportlicher Tätigkeiten ein erhöhter Insulinausstoß als Antwort auf eine konzentrierte „Energiespritze" in Form schnell verfügbarer Kohlenhydrate durch Stresshormone (Katecholamine) verhindert.

Bei Belastungen, die durch Entleerung der Glykogenspeicher begrenzt sind (in der Regel Sportarten mit über 90-minütiger Dauer bei mindestens mittlerer Belastungsintensität), ist eine Kohlenhydrataufnahme von 40–80 g pro Stunde empfehlenswert. Die Kohlenhydrate sollten leicht verfügbar sein (= hoher Glykämischer Index). Die individuelle Verträglichkeit ist im Training zu überprüfen. Je nach Umgebungsfaktoren wie Temperatur, Wind und Luftfeuchtigkeit, muss im Einzelfall entschieden werden, ob die notwendige Kohlenhydratmenge über Getränke, Gels, Riegel, Bananen oder deren Kombination aufgenommen wird.

Flüssigkeitsverlust bestimmen

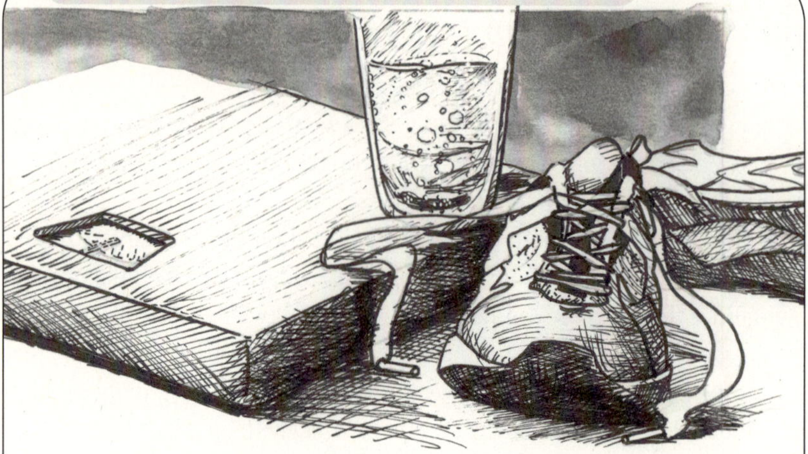

Name: ______________________________

Datum: ______________________________

Gewicht vor
Training/Wettkampf: kg

Flüssigkeitsaufnahme: + ______ l

Sportgewicht: = kg

Gewicht nach
Training/Wettkampf: – ______ kg

Zirka Schweißverluste während
des Trainings/Wettkampfes: = ______ l

Essen und Trinken nach dem Sport

Nach großen Belastungen haben die wenigsten Sportler Hunger oder Appetit. Der Durst ist jedoch meist riesig. Zudem ist der Verdauungstrakt noch so überreizt, dass es bei hastigem Essen oder Trinken zu Bauchkrämpfen kommen kann. Daher ist es wichtig, langsam mit dem Trinken zu beginnen und Getränke zu wählen, die man gut verträgt. Im Allgemeinen sind Mineralgetränke auf Fruchtsaftbasis sowie selbst gemixte Mischungen aus Mineralwasser und Fruchtsaft gut geeignet. Jetzt dürfen die Mixgetränke auch etwas konzentrierter sein, also im Verhältnis 1:1. Sehr gut geeignet, insbesondere bei niedrigen Außentemperaturen, sind auch lauwarme Gemüsebrühen.

Wie viel Flüssigkeit sollte aufgenommen werden?

Da Gewichtsverluste im Sport zum größten Teil Flüssigkeitsverluste sind, wird das Ausgangsgewicht durch Getränke nach dem Sport wieder erreicht. Zur Kontrolle kann auch der morgendliche Urin herangezogen werden. Hat er am Tag nach dem Wettkampf noch eine intensive Farbe, ist er stark konzentriert. Es liegt wahrscheinlich noch ein Flüssigkeitsdefizit vor. Ist er hellgelb, ist der Wasserhaushalt eher ausgeglichen.

Auffüllen der Depots

Neben der Flüssigkeitszufuhr spielt auch die Wiederauffüllung der Kohlenhydratreserven eine wichtige Rolle. In den ersten zwei Stunden nach einer Belastung ist der Muskel durch gesteigerte Enzymaktivität für die Wiederauffüllung der Kohlenhydratdepots am empfänglichsten. Begonnen werden sollte, je nach Verträglichkeit, mit der Zufuhr leicht verdaulicher kohlenhydratreicher Speisen und kohlenhydrathaltiger Getränke möglichst direkt nach dem Wettkampf. Bei der Nahrungszusammenstellung sind in dieser ersten Regenerationsphase Weißmehle den Vollkornmehlen vorzuziehen. In den nachfolgenden Stunden ist es umgekehrt. Hier sollten Vollkornprodukte vor den Weißmehlen dominieren.

Nicht zu vernachlässigen ist der Proteinanteil in der Nachwettkampfkost, der für den Neuaufbau der Muskelzellen nötig ist. Ideal sind Kartoffeln oder Getreidegerichte mit Milchprodukten wie Quark, Joghurt, Dickmilch oder Sojaprodukte. Sie liefern die notwendigen schnell verfügbaren Kohlenhydrate und qualitativ hochwertiges Protein.

Schnelle Regeneration mit Fitnesskost

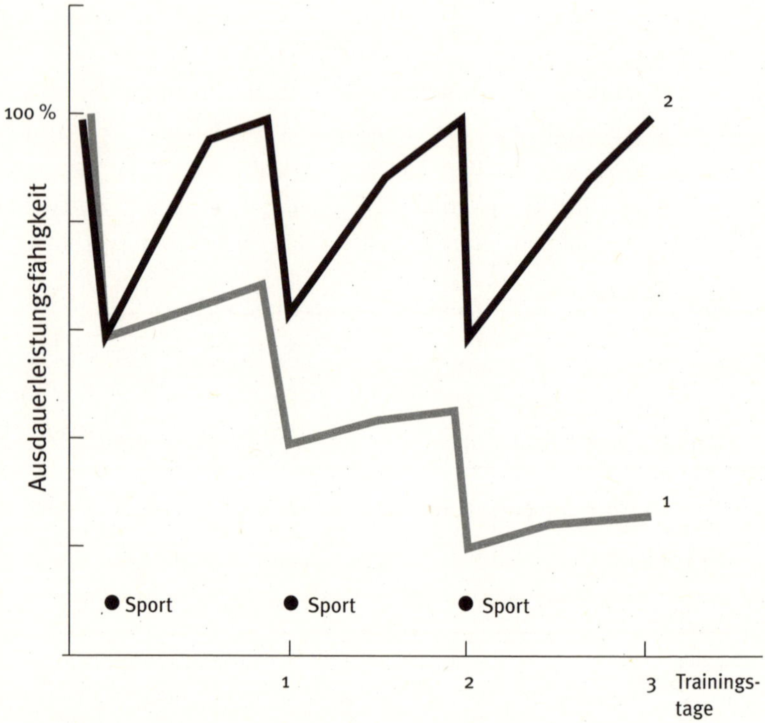

1 Kohlenhydratarme Ernährung
= übliche 40% kcal
2 Kohlenhydratreiche Ernährung
55–65% kcal = vollwertige Sporternährung

Ausdauer und Leistungsfähigkeit während drei aufeinander folgender Tage mit intensivem Lauftraining unter zwei verschiedenen Kostformen. Bei einer kohlenhydratreichen Ernährung (55–65 kcal%) werden die Glykogendepots innerhalb von 24 Stunden aufgefüllt und die Leistungsfähigkeit bleibt erhalten.

Essen und Trinken in der Regenerationsphase

Ziel der Ernährung in der Regenerationsphase ist es, die durch den Wettkampf und das Training entstandenen Defizite auszugleichen. Zu bevorzugen sind Lebensmittel mit einer hohen Nährstoffdichte, zum Beispiel alle Vollkornprodukte, Gemüse, Obst und Milchprodukte.

Ist jedoch innerhalb kurzer Zeit ein neuer Start vorgesehen, muss der Kohlenhydratanteil der Nahrung angehoben werden, um die Glykogenspeicher optimal zu füllen. Ernährt sich der Aktive kohlenhydratarm, kommt es zu keiner vollständigen Wiederauffüllung der Glykogenspeicher bis zur nächsten Trainingseinheit oder dem nächsten Wettkampftag. Es ist dann nur eine Frage der Zeit, wann die Leistungsfähigkeit am „Nullpunkt" angelangt ist. In dieser extremen Phase hat es sich bei den vom Institut für Sporternährung e.V., Bad Nauheim, betreuten Leistungssportlern bewährt, Speisen und Getränke mit einem Kohlenhydratkonzentrat aufzuwerten. Generell sollte jedoch versucht werden, den erhöhten Bedarf mit einer entsprechenden Lebensmittelauswahl zu decken.

Für eine kohlenhydrat- und eiweißhaltige, vitamin- und mineralstoffreiche Ernährung in der Regenerationsphase besonders gut geeignete Mahlzeiten sind:

- ▷ Reisspeisen mit Gemüse, zum Beispiel Reispfanne, Kartoffelgerichte mit Ei, zum Beispiel Kartoffelpüree mit Ei, Kartoffel-Knödel mit magerem Steak oder Fisch, Folien- oder Pellkartoffeln mit Dickmilch.
- ▷ Überbackene Nudel-Speisen oder Teigwaren-Gerichte mit frischem Salat, zum Beispiel Spaghetti, Cannelloni und frische Pizza mit wenig Fett und viel frischem Gemüse.
- ▷ Cerealien, zum Beispiel Haferflocken, Müsli mit Milchprodukten wie Joghurt, Buttermilch oder Quark in Verbindung mit frischem Obst.
- ▷ Verschiedene Süßspeisen, zum Beispiel Grießpudding oder Milchreis mit Früchten. (Siehe dazu auch die Rezepte ab Seite 107.)

Unkonzentriert und schlapp?

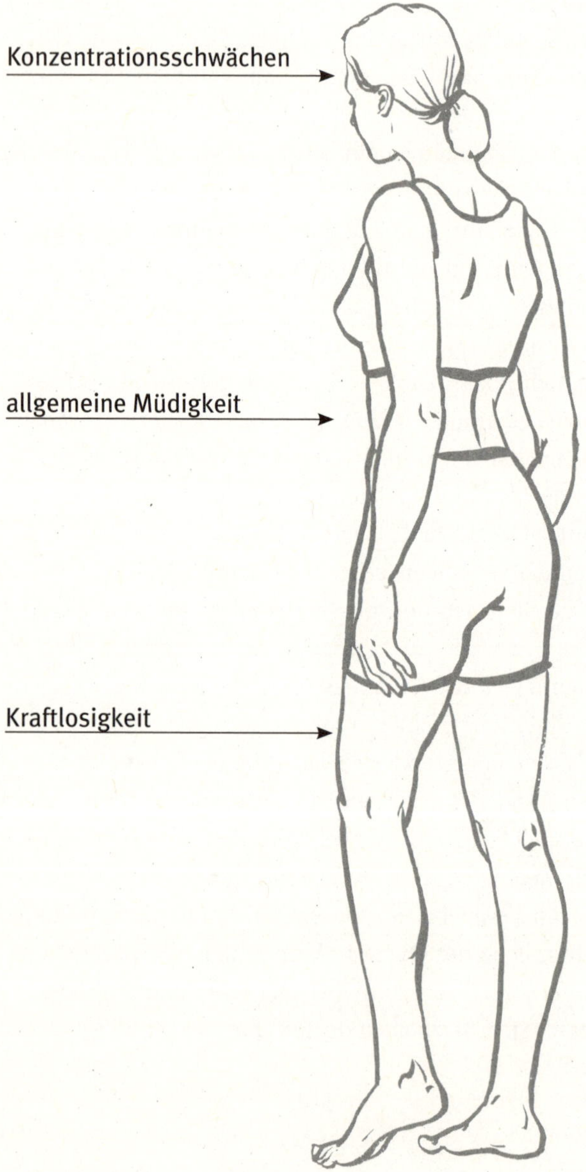

Warnsignale des Körpers bei Nährstoffdefiziten

Konzentrationsschwäche tritt bei einem Mangel an Magnesium, Vitaminen des B-Komplexes sowie an Kohlenhydraten auf. Das Kohlenhydrat Glukose (Traubenzucker) ist der einzige Nährstoff, der vom Gehirn auf Dauer verstoffwechselt werden kann. Bei einem Mangel kann Konzentrationsschwäche die Folge sein. Zur Verstoffwechselung der Kohlenhydrate ist unter anderem das Vitamin B_1 (Thiamin) unentbehrlich. Ein Mangel an diesem Vitamin kann somit indirekt zu Konzentrationsschwäche führen, obwohl genügend Kohlenhydrate vorhanden sind. Ohne Vitamin B_1 können Kohlenhydrate vom Organismus nicht genutzt werden. Der Haushaltszucker als nackter Kohlenhydratlieferant liefert diese Vitamine nicht mit, sodass diese über andere Lebensmittel zusätzlich aufgenommen werden müssen. Wird viel Haushaltszucker verzehrt, ist daher bei der Auswahl der restlichen Lebensmittel auf eine besonders hohe Nährstoffdichte zu achten. Es gibt nur wenige Lebensmittel, die gleichzeitig Kohlenhydrate und viel Vitamin B_1 enthalten. Hierzu zählen insbesondere alle Vollkornprodukte.

Allgemeine Müdigkeit kann bei einem Mangel an Eisen, Vitamin C sowie den Vitaminen des B-Komplexes auftreten. Pflanzliche Lebensmittel enthalten weniger Eisen als tierische Produkte. Zudem kann der Organismus aus pflanzlichen Lebensmitteln Eisen nur zu 5 Prozent verwerten – aus tierischen Lebensmitteln im Durchschnitt bis zu 10 Prozent. Vitamin-C-reiche Lebensmittel können hier helfen. Ein Salat mit Zitronendressing oder Obst als Dessert kann die Verwertbarkeit des pflanzlichen Eisens um bis zu 200 Prozent verbessern.

Kraftlosigkeit kann die Folge einer zu geringen Eiweißzufuhr sein. Jedoch ist dies in Europa sehr selten. Das bestätigen auch die Ernährungsanamnesen der vom Institut für Sporternährung e.V., Bad Nauheim, betreuten Sportler. Selbst Spitzensportler, die sich ovo-lacto-vegetarisch ernähren, also regelmäßig Ei und Milchprodukte in ihren Speiseplan einbauen, haben eine ausreichende Eiweißzufuhr.

Krämpfe und Verletzungspech

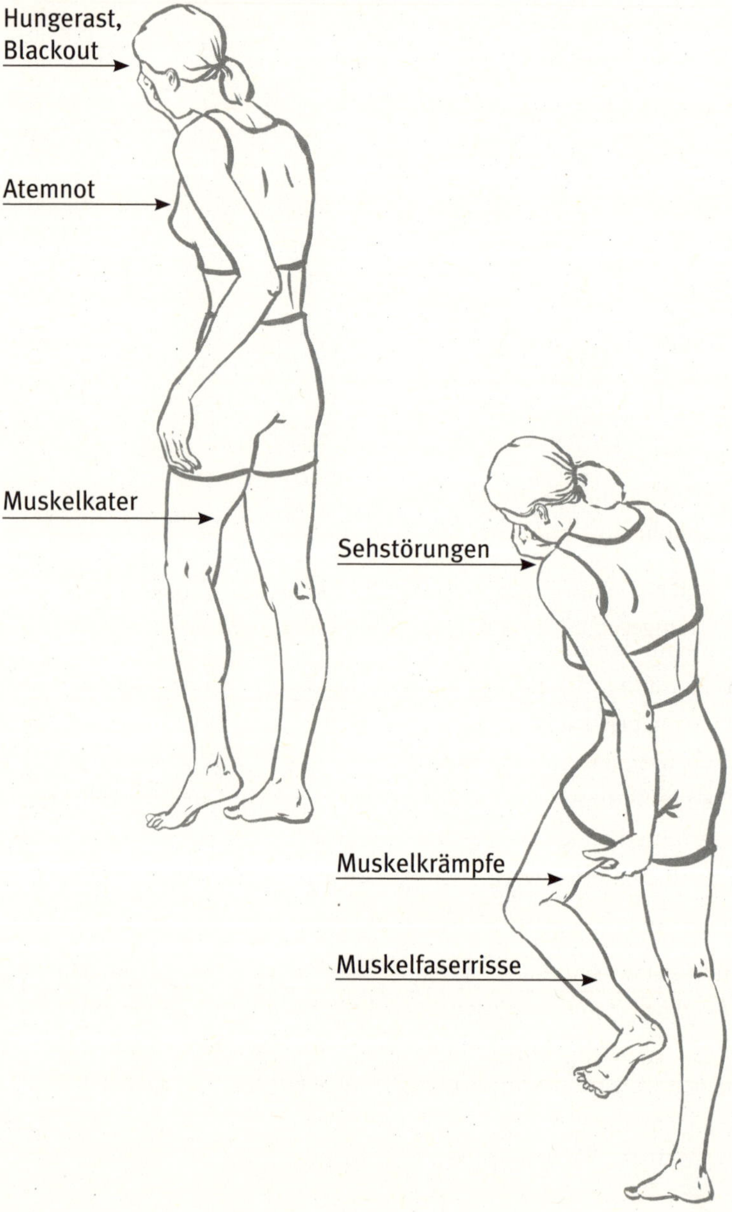

Muskelkater tritt vermehrt bei einem Calcium-, Kalium-, Magnesium- und Flüssigkeitsdefizit auf. Gefüllte Depots sowie der regelmäßige Konsum hydrogencarbonatreicher Mineralwässer sind die beste Möglichkeit, einen Muskelkater zu verhindern.

Hungerast und Blackout können durch einen Kohlenhydratmangel bedingt sein. Diese plötzlich auftretende Kraftlosigkeit, verbunden mit Schwindel und eingeschränkter Leistungsfähigkeit, tritt insbesondere bei Ausdauersportlern auf. Ursache ist häufig eine kohlenhydratarme Ernährung im Vorfeld des Wettkampfes und eine ungenügende Zufuhr während des Wettkampfes. Eine ausreichende Auffüllung der Glykogendepots vor Beginn der Belastung durch bevorzugten Verzehr von Einfachzuckern in Kombination mit komplexen Kohlenhydratlieferanten, die gleichzeitig wertvolle Mineralstoffe und Vitamine enthalten, kann diese negativen Auswirkungen verhindern. Gut geeignet sind dazu Getreideprodukte, Kartoffeln und Trockenfrüchte. Während sportlicher Tätigkeiten von über 60 Minuten hat sich der Einsatz kohlenhydratreicher Sport-Snacks und Sportdrinks bewährt.

Atemnot und Kurzatmigkeit kann neben schlechtem Trainingszustand auch einen Mangel an Vitamin B_2 (Riboflavin) oder Eisen als Ursache haben.

Bei Muskelkrämpfen kann die Ursache ein Mineralstoffmangel sein. Ein Mangel an Eisen und Magnesium ist am häufigsten. Aber auch ein akuter Natriummangel ist im Hochleistungs-Ausdauersport nicht selten. Breiten- wie Leistungssportler sollten daher magnesiumreiches Mineralwasser (mindestens 100 mg Magnesium pro Liter) mit einem Natriumanteil von 50–100 mg als Aktionsgetränk bevorzugen. Muskelkrämpfen kann durch rechtzeitigen Flüssigkeitsausgleich vorgebeugt werden.

Muskelfaserrisse und wiederkehrende Muskelzerrungen treten vermehrt bei einem über der Norm liegenden erhöhten Harnsäurespiegel im Blut auf. Erhöhte Harnsäurespiegel werden in den meisten Fällen durch einen zu hohen Verzehr von Fleisch- und Wurstwaren (die Steak- und Salat-Mast) hervorgerufen.

Wirkung der Lebensmittel auf den Säure-Basen-Haushalt

sauer

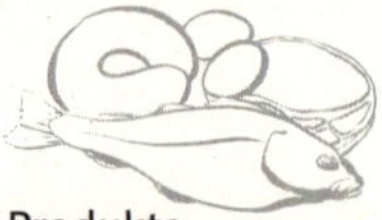

Tierische Produkte:
Fleisch, Wurst, Fisch, Eier

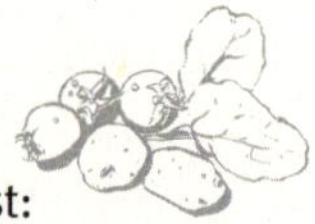

Gemüse/Obst:
Rosenkohl, Artischocken, Erbsen

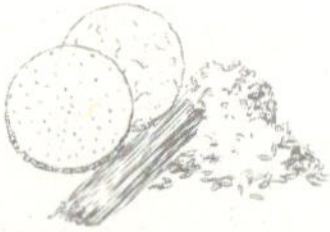

Getreideprodukte:
Teigwaren, Weißbrot, Reis, Zwieback, Knäckebrot

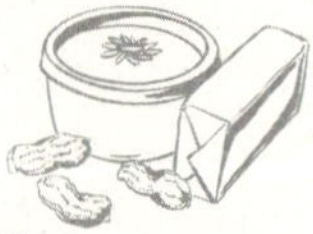

Fett und Nüsse:
Margarine, Butter, Walnüsse, Erdnüsse, Paranüsse

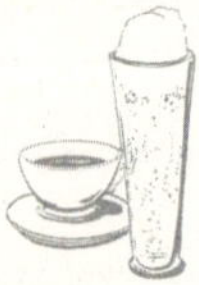

Getränke:
alkoholische Getränke, Kaffee, Schwarztee, Kakao

basisch

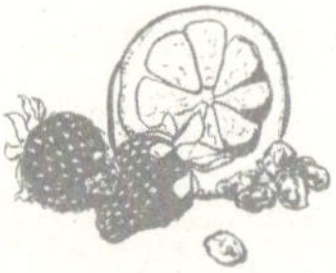

Obst:
Rosinen, Feigen, Orangen, Aprikosen, Bananen, Pfirsiche, Weintrauben, Äpfel, Erdbeeren, Ananas

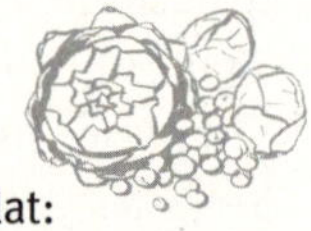

Gemüse, Salat:
Kartoffeln, Spinat, Karotten, Blumenkohl, Tomaten, Kopfsalat

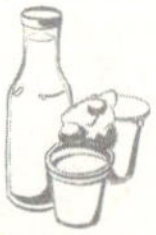

Milch und Milchprodukte:
Vollmilch, Sahne, Buttermilch, Joghurt, Molke, Kefir

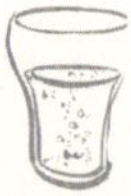

Getränke:
Hydrogencarbonatreiche Mineral- und Heilwässer, Kräutertee

Wenn der Körper sauer wird

Die biochemischen Vorgänge im menschlichen Organismus können nur optimal ablaufen, wenn das Säure-Basen-Verhältnis und damit das Milieu für die verschiedenen Enzyme stimmt.

Der pH-Wert beschreibt das Verhältnis der chemischen Gegenspieler Säuren und Basen zueinander. Ein pH-Wert von 7 steht für eine neutrale, kleinere Werte stehen für eine saure und größere Werte als 7 für eine basische Lösung.

Durch eine langfristige säureüberschüssige Ernährung können verborgene Übersäuerungszustände, so genannte latente Azidosen, hervorgerufen werden, die die sportliche Leistungsfähigkeit herabsetzen. Daneben sollen Übersäuerungszustände die Entstehung von Migräne, rheumatischen Erkrankungen, Diabetes, Gicht und Krankheiten des Verdauungssystems begünstigen.

Saure Bestandteile im Organismus können durch eine „Basenreserve" neutralisiert werden. Die Basenreserve ist der Gesamtbestand des Organismus an Pufferbasen, die zur Neutralisierung herangezogen werden können. Hierzu gehören Hydrogencarbonat, Hämoglobin, Hydrogenphosphat und Plasmaproteine. Besteht eine ausreichend hohe Basenreserve, ändert sich trotz einer Säurebelastung das Säure-Basen-Verhältnis im Blut nicht.

Die Wirkung der Lebensmittel auf den Säure-Basen-Haushalt ist davon abhängig, ob bei ihrer Verstoffwechslung mehr anorganische Säure- oder mehr Basenreste entstehen. Elemente wie Phosphat, Sulfat oder Chlorid wirken sauer und können auch bei Lebensmitteln entstehen, die selber neutral oder alkalisch sind, wie Eiweißkonzentrate oder Fleisch. Basisch wirken Kalium, Natrium, Calcium, Magnesium und alle Spurenelemente.

Eine basenüberschüssige Ernährung hat sich beim Leistungssportler als Nachwettkampfs- und Trainingskost bestens bewährt. Schweißverluste sollten außerdem mit einem hydrogencarbonatreichen Mineralwasser ausgeglichen werden.

Fettverbrennung durch Sport am Morgen

	Sport vor dem Frühstück		**Sport nach dem Frühstück geplant und Zeitabstand bis Sport < 3 Std.**
V O R	Nüchternzustand nach nächtlicher Nahrungskarenz ···> bewirkt die größte Fettverbrennung		Empfohlenes Frühstück: proteinbetont, KH-arm mit niedrigem GI, z. B. Naturjoghurt mit Vollkornflocken, Vollkornbrot mit körnigem Frischkäse

dem Sport

N A C H	ohne starkes Hungergefühl	bei starkem Hungergefühl	ohne starkes Hungergefühl
	↓	↓	↓
	bis zu 2 Stunden nichts essen	Einnahme eines proteinbetonten (zweiten) Frühstücks ohne Kohlenhydrate oder mit wenig Kohlenhydraten mit niedrigem GI, z. B. Quark mit Apfel (keine Banane)	bis zu 2 Stunden nichts essen
	↓		↓
	Einnahme eines gewohnten Frühstücks		keine speziellen alimentären Maßnahmen

Optimale Fettverbrennung beim Sport

Wer Sport mit der Zielsetzung Gewichtsreduktion betreibt, muss eine völlig andere Ernährungsstrategie verfolgen als derjenige, der durch eine gezielte Ernährungsweise seine Leistung optimieren möchte. Das trifft sowohl auf die Auswahl der Lebensmittel als auch auf den Zeitpunkt der Aufnahme zu.

Sport mit der Zielsetzung Gewichtsmanagement

Die Einnahme von Kohlenhydraten bewirkt im Körper die Ausschüttung von Insulin. Das Hormon fördert die Aufnahme von Glukose in die Zellen und senkt damit den Blutzuckerspiegel. Insulin im Blut hemmt allerdings auch die Lipolyse, das Herauslösen von Fetten aus dem Fettgewebe. Damit wird der Abbau von Fetten aus den körpereigenen Depots unterbunden. Im Gegenzug steigert Insulin den Neuaufbau von Fetten. Beide Effekte, der gehinderte Abbau körpereigener Fette und der Aufbau neuer Fette sind unerwünscht, wenn der Körperfettanteil reduziert werden soll.

Der Glykämische Index (GI) lässt sich mit Erfolg anwenden, um die Menge der während moderater Belastungen verbrauchten Fette zu steuern. Denn eine Mahlzeit mit hohem GI bewirkt eine verminderte, die Aufnahme einer Mahlzeit mit niedrigem GI dagegen eine erhöhte Fettverbrennungsrate.

Für das Gewichtsmanagement gilt daher, dass die Zufuhr einer Mahlzeit mit niedrigem GI, drei Stunden vor der körperlichen Belastung, zu einer höheren Rate der Fettverbrennung während einer Belastung führt als eine Mahlzeit mit identischen Kalorien, aber hohem GI. Der Verzehr von Kohlenhydraten mit hohem GI in den letzten drei Stunden vor einer Belastung führt zu einer niedrigen Fettoxidationsrate – gut für den Wettkampf, schlecht für das Gewichtsmanagement.

Keine Kohlenhydrate vor dem Sport

Die höchste Fettoxidationsrate wird sogar im Nüchternzustand nach nächtlicher Nahrungskarenz erzielt. Das heißt nicht, dass insgesamt mehr Energie verbrannt wird, aber die benötigte Energie stammt zu einem größeren Anteil aus den Fettdepots. Allerdings ist ein solches Trainingsvorgehen nur für niedrige bis moderate Belastungen empfehlenswert und sollte nicht länger als 90 Minuten dauern.

Fettverbrennung durch Sport am Abend

	Sport vor dem Abendessen	Sport nach dem Abendessen	
	(Mittagessen / Zwischenmahlzeit liegt mind. 3 Std. zurück)	Zeit zwischen Abendessen und Sport < 3 Std.	Abendessen liegt mehr als 3 Std. zurück
Vor dem Sport	keine speziellen alimentären Maßnahmen	Empfohlenes Abendessen: proteinbetont, KH-arm mit niedrigem GI, z. B. Vollkornbrot mit Schinken, Tomatensalat mit Feta	keine speziellen alimentären Maßnahmen

Nach dem Sport

- Sport vor dem Abendessen:
  - ohne starkes Hungergefühl → bis zu 2 Stunden nichts essen → Einnahme eines proteinbetonten Abendessens mit wenig Kohlenhydraten mit niedrigem GI, z. B. Fleisch / Fisch mit Gemüse, Gemüseauflauf, Salat mit Putenstreifen oder Tofu
  - bei starkem Hungergefühl → Einnahme eines proteinbetonten Abendessens mit wenig Kohlenhydraten mit niedrigem GI, z. B. Fleisch / Fisch mit Gemüse, Gemüseauflauf, Salat mit Putenstreifen oder Tofu
- Sport nach dem Abendessen, Zeit zwischen Abendessen und Sport < 3 Std.:
  - ohne starkes Hungergefühl → vor dem Schlafengehen nichts essen
  - bei starkem Hungergefühl → Einnahme eines kleinen proteinhaltigen Snacks, z. B. Kräuterquark mit Gemüsesticks
- Sport nach dem Abendessen, Abendessen liegt mehr als 3 Std. zurück:
  - → Einnahme eines kleinen proteinhaltigen Snacks, z. B. Kräuterquark mit Gemüsesticks

Allgemein empfiehlt sich daher für Aktive, die Sport mit dem Ziel treiben, möglichst viele körpereigene Fette zur Energiegewinnung heranzuziehen, in erster Linie morgens nüchtern Sport auf einem niedrigen bis mittleren Intensitätsniveau zu treiben. Bezogen auf die Herzfrequenz bedeutet dies je nach Trainiertheitsgrad zwischen 50 und 75 Prozent der maximalen Herzfrequenz. So können prozentual die meisten Fette zur Energiegewinnung herangezogen werden.
Zudem kann es bei Trainingseinheiten im weiteren Tagesverlauf hilfreich sein, bis zu drei Stunden vor der Belastung nichts mehr zu essen. Wer Hunger hat, sollte eine kohlenhydratfreie Mahlzeit oder vorzugsweise nur noch Lebensmittel mit niedrigem GI verzehren. Damit kann die Fettverbrennung während einer Belastung „angekurbelt" werden.
Eine Kohlenhydrataufnahme während körperlicher Aktivität ist nur bei lang andauernden und hohen Belastung notwendig. Freizeitsportler mit der Zielsetzung, Gewicht zu reduzieren, benötigen daher keine Kohlenhydrate während der Aktivität.

Nach dem Sport für zwei Stunden auf Kohlenhydrate verzichten

Nach dem Sport bleibt der Stoffwechsel für eine gewisse Zeit weiterhin erhöht. Dieser in der Erholungsphase auftretende Effekt wird als „Sauerstoffschuld" bezeichnet. Aktuelle Ergebnisse zeigen, dass die Sauerstoffschuld auch durch eine zweistündige Fastenperiode aufrechterhalten werden kann. Daher ist es ratsam, frühestens zwei Stunden nach Ende einer Belastung etwas zu essen, um die Fettoxidation möglichst hoch zu halten.
Nach einer Belastung werden vorrangig Fette oxidiert, da ein vermehrtes Sauerstoffangebot zum Ausgleich des Sauerstoffdefizites zur Verfügung steht. Wird eine kohlenhydrathaltige Mahlzeit unmittelbar nach Ende einer Belastung aufgenommen, kann die vermehrte Fettoxidation unterbrochen werden. Bei auftretendem Hungergefühl nach körperlicher Aktivität werden daher vorrangig eiweißbetonte Mahlzeiten empfohlen.

Sportarten	Energieverbrauch in kcal pro Minute				
Körpergewicht kg	**50**	**60**	**70**	**80**	**90**
Aerobic	5,2	6,2	7,2	8,2	9,3
Badminton	4,9	5,8	6,8	7,8	8,7
Basketball	6,9	8,2	9,7	11,0	12,4
Bogenschießen	3,4	3,9	4,6	5,2	6,0
Eishockey	7,7	9,1	10,9	12,6	14,2
Fußball	6,6	7,9	9,2	10,6	11,9
Golf	4,3	5,1	5,9	6,8	7,7
Gymnastik	3,3	4,0	4,6	5,3	5,9
Handball	6,9	8,6	10,1	11,5	13,1
Inlineskaten	5,8	7,0	8,1	9,3	10,4
Laufen					
8 km/h	6,8	8,1	9,5	10,8	12,2
12 km/h	10,4	12,5	14,6	16,6	18,7
18 km/h	12,6	15,1	17,6	20,2	22,7
Nordic Walking					
5 km/h	4,4	4,9	5,7	6,4	7,2
8 km/h	6,1	7,9	9,1	10,2	11,5
Radfahren					
15 km/h	5,0	6,0	7,0	8,0	9,0
Reiten					
Schritt	2,1	2,4	2,9	3,3	3,7
Galopp	6,6	8,1	9,6	10,8	12,3
Schwimmen	8,1	9,7	11,3	13,0	14,6
Skilanglauf					
langsam	6,1	7,2	8,3	9,6	10,8
Schritttempo	7,4	8,6	9,8	11,5	12,9
schnell	13,7	16,4	18,8	22,0	24,6
Squash	10,6	12,7	14,8	17,0	19,1
Tanzen	2,6	3,1	3,6	4,1	4,6
Tennis	5,5	6,5	7,6	8,7	9,8
Tischtennis	3,4	4,1	4,8	5,4	6,1
Volleyball	2,5	3,0	3,5	4,0	4,5
Walken					
5,5 km/h	4,3	5,2	6,1	6,9	7,8

Mythos vom hohen Energieverbrauch durch Sport

Durch Bewegung und sportliche Leistungen kann der Energieverbrauch erhöht werden. Dies bedeutet nicht immer, dass überschüssige Pfunde in kurzer Zeit problemlos wegschmelzen. Um 1 kg Körperfett abzubauen, müssen rund 7.000 kcal weniger gegessen oder getrunken oder durch sportliche Tätigkeiten mehr verbraucht werden. Dass dies nicht so leicht möglich ist, zeigt nebenstehende Tabelle.

Dennoch kann viel Bewegung bei der Arbeit oder in der Freizeit den Energieumsatz merklich positiv beeinflussen.

Ein Schwerarbeiter verbraucht ungefähr 3.600 kcal pro Tag, ein Profi-Radsportler kann an Spitzentagen über 6.000 kcal verbrauchen.

Bei sitzender Tätigkeit liegt der Energieverbrauch bei vielen Menschen nur bei 2.000–2.400 kcal pro Tag.

Vom Kalorienzählen wird jedoch niemand schnell und schlank. Essen und Trimmen, beides muss stimmen. Nur ein bisschen Sport treiben nützt da nicht viel. Um die Kalorien von einer Pizza zu verbrauchen, müsste man zum Beispiel in zwei Stunden 2.400 Meter schwimmen.

Alltagstätigkeiten Energieverbrauch in kcal pro Minute

Körpergewicht kg	**50**	**60**	**70**	**80**	**90**
Angeln	3,0	3,6	4,2	4,8	5,4
Aufräumen	3,1	3,7	4,3	5,0	5,6
Auto waschen	3,5	4,2	4,9	5,7	6,2
Boden aufwischen	3,1	3,7	4,3	5,0	5,7
Bügeln	1,7	1,9	2,2	2,6	2,9
Einkaufen	3,1	3,7	4,3	5,0	5,6
Essen (sitzen)	1,2	1,4	1,6	1,8	2,1
Fenster putzen	3,5	4,1	4,7	5,4	6,1
Garten umgraben	6,3	7,5	8,8	10,1	11,3
Karten spielen	1,3	1,5	1,8	2,0	2,2
Klavier spielen	2,0	2,4	2,8	3,2	3,6
Kochen	2,3	2,7	3,2	3,6	4,0
Radfahren (9 km/h)	3,2	3,9	4,5	5,1	5,8
Leichte Arbeiten im Stehen	2,2	2,6	3,2	3,6	4,0
Liegen	1,0	1,2	1,4	1,6	1,8
Motorrad fahren	4,8	5,7	6,7	7,7	8,6
Schreiben (Hand)	1,5	1,7	2,0	2,3	2,6
Schreiben (am PC)	1,4	1,6	1,9	2,2	2,4
Sitzen	1,1	1,2	1,5	1,7	1,9
Stehen (ruhig)	1,4	1,6	1,9	2,2	2,4
Tapezieren	2,4	2,8	3,4	3,8	4,3
Tai Chi	3,3	3,9	4,6	5,3	5,9
Tanzen	2,6	3,1	3,6	4,1	4,6
Tanzen (Disco)	4,4	5,2	6,1	7,0	7,8
Treppen steigen	6,4	7,6	8,9	10,2	11,4

Energieverbrauch

Der Energiebedarf wird in Kalorien oder Joule gemessen. Er wird in einen Grund- und in einen Arbeits- oder Leistungsumsatz unterteilt. Der tägliche Energiebedarf wird von einer Vielzahl von Faktoren beeinflusst wie Alter, Körperzusammensetzung, Körpergewicht, Körpergröße, Klima, sportliche Aktivität und Beruf.

Formel für den persönlichen Grundumsatz

Körpergewicht (in kg) × 24 kcal
Bei einem 65 kg schweren Sportler beträgt der Grundumsatz
65 × 24 kcal = 1.560 kcal pro Tag

Zum Grundumsatz addiert wird der Freizeit-Energiebedarf, zum Beispiel für sportliche Aktivitäten. Bei Breitensportlern liegt der durchschnittliche Freizeit-Energieumsatz bei rund 350 kcal pro Stunde Sport. Beim Leistungssportler liegt der Energie-Mehrbedarf zwischen 1.800 und 4.000 kcal am Tag. So verbraucht ein 70 kg schwerer Tennisspieler in einem 60-minütigen Training ca. 450 kcal; bei vier Stunden intensivem Training somit 1.800 kcal. Der ungefähre Energieumsatz für eine Reihe sportlicher Aktivitäten ist der Tabelle auf S. 66 zu entnehmen.

Von Hochleistungssportlern, bei denen das Training große Teile des Tages ausfüllt, einmal abgesehen, sollte man sich darüber im klaren sein, dass der Energiebedarf des Freizeitsportlers weniger von der einen Stunde Tennis am Abend als vielmehr von dem achtstündigen Arbeitstag, dem Fortbewegungsmittel und der Schlafdauer abhängt.

Der Richtwert für den Arbeits-Energiebedarf eines Erwachsenen beträgt für leichte körperliche Arbeit rund 400 kcal am Tag. Je nach körperlicher Arbeitsschwere kann der Arbeitsumsatz auf über 2.000 kcal ansteigen. Dies ist in der heutigen High-Tech-Berufswelt allerdings sehr selten.

Der regelmäßige Gang zur Waage ist noch immer der genaueste Weg, den Energiebedarf zu bestimmen. Das Essen und Trinken, bei dem das Normalgewicht konstant ist, entspricht genau dem individuellen Kalorienbedarf. Nimmt das Körpergewicht bei konstanter Trainings- und Arbeitsbelastung ab, ist die Energiezufuhr zu gering. Nimmt das Körpergewicht zu, ist die Energiezufuhr zu hoch.

Body Mass Index

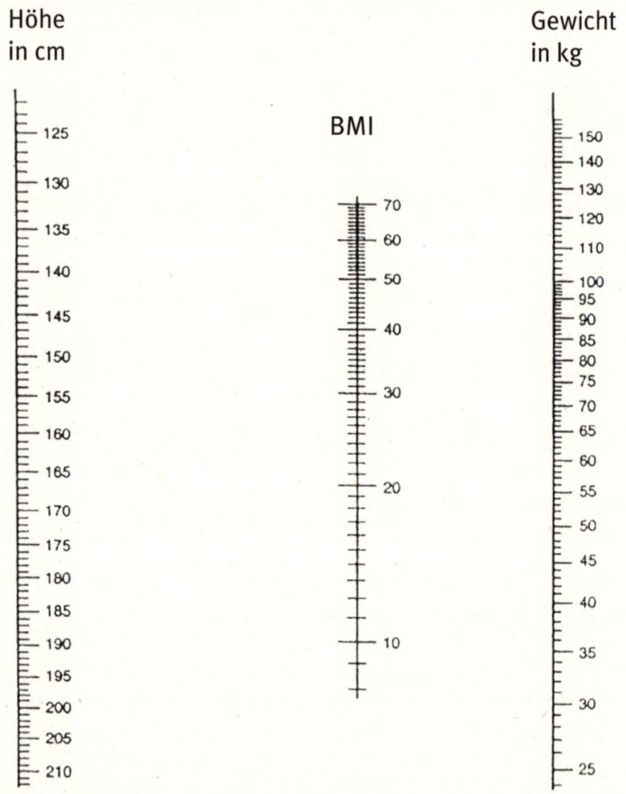

So ermitteln Sie Ihren BMI-Wert: Verbinden Sie, z. B. mit einem Lineal, Ihre Körpergröße mit Ihrem Körpergewicht. Der Schnittpunkt auf der BMI-Skala ergibt Ihren individuellen BMI-Wert.

Der wünschenswerte BMI hängt vom Alter ab. Je nach Altersgruppe sind folgende BMI-Werte anzustreben:

Alter	BMI
19–24 Jahre	19–24
25–34 Jahre	20–25
35–44 Jahre	21–26
45–54 Jahre	22–27
55–64 Jahre	23–28
über 64 Jahre	24–29

Das richtige Gewicht im Sport

Stabiles Körpergewicht gilt als Indiz für eine bedarfsgerechte Energiezufuhr. Die regelmäßige Gewichtskontrolle unter jeweils gleichen Bedingungen, zum Beispiel morgens nüchtern und nackt wiegen, ist die einfachste Methode, um die Energiebilanz zu überwachen. Kleine Veränderungen des Gewichts können dann durch Änderungen im Ess- und Trinkverhalten oder Trainingsplan leicht gesteuert werden.

Es gibt verschiedene Methoden, das Körpergewicht zu beurteilen. Eine einfache Orientierungsgröße für Erwachsene ist das Normalgewicht nach Broca. Die Formel lautet:

Broca-Index = Körpergröße (in cm) minus 100

Bei sehr großen oder relativ kleinen Personen ist die Broca-Formel nur bedingt tauglich. Bei größerer Körperlänge erfolgt leicht eine Unterschätzung des Übergewichtes, da sehr große Menschen relativ schwer sein dürften. Hier empfiehlt sich ein Abzug von 5–10 Prozent.

Eine Größen unabhängige Aussage erlaubt der so genannte BMI (Body Mass Index). Er wird wie folgt berechnet:

BMI = Körpergewicht (in kg) durch Körpergröße (in m)^2

Beispiel: Eine Frau ist 1,75 m groß und wiegt 65 kg. Dann errechnet sich ihr BMI wie folgt:

$$\frac{65}{(1{,}75 \times 1{,}75)} = 21$$

Bei Sportlern reicht das Körpergewicht zur Bestimmung des Ernährungszustandes nicht aus. Denn auch wenn sich das Körpergewicht im Laufe des Trainings nicht verändert, die Körperzusammensetzung tut es. Üblicherweise wird Körperfett verloren und die Muskelmasse nimmt zu. Verluste in der Körperfettmasse sind bei Frauen etwas größer, während bei Männern der Muskelzuwachs größer ist. Die Körperzusammensetzung kann durch Unterwasserwägemethoden, durch Messung der Hautfaltendicke, durch die Impedanzmethode (elektrische Widerstandsmessung, auch BIA genannt) sowie durch Infrarot-Messgeräte bestimmt werden.

So lässt sich das Körperfett bestimmen

Der Körperfettanteil ist ein besserer Indikator für Ernährungsstatus und persönliche Fitness als der BMI.
Der BMI sagt nichts über die eigentliche Körperzusammensetzung aus. Es kann ohne weiteres sein, dass bei einem gut trainierten Mann mit großer Muskelmasse der BMI deutlich über 25 liegt.
Bei einem Körperfettanteil unter 20 Prozent besteht ein Großteil seines Körpers aus fettfreier Muskelmasse. Er ist deshalb trotz hohem BMI keineswegs übergewichtig! Im Gegensatz dazu kann bei einer schlanken, untrainierten Frau mit einem BMI von 20 der Körperfettanteil sehr hoch (über 30 %) sein.

Die Messmethoden im Überblick:

- ▷ **Hautfaltendickemessung:** An verschiedenen Körperstellen wie Bizeps, Trizeps, Rücken oder Bauch wird die Dicke der Hautfalte mit einem Caliper gemessen. Mit Hilfe einer Formel wird der Körperfettanteil bestimmt. Aber: Da es mehrere anerkannte Formeln gibt, ist der Vergleich der Körperfettanteile zweier Personen nur bei Berechnung nach derselben Formel möglich.
- ▷ **BIA (Bioelektrische-Impedanz-Analyse):** Die Messung beruht auf der Messung des elektrischen Widerstandes. Elektrischer Strom wird durch den Körper geleitet. Da Fett einen geringeren Wasseranteil als Muskelmasse hat, ist der dem Strom entgegengebrachte Widerstand in den verschiedenen Körperpartien unterschiedlich. Aus den gemessenen Werten wird nach einer speziellen Formel der Körperfettanteil ermittelt. Verschiedene BIA-Geräte sind im Einsatz, vor allem Fuß-Hand-Messung, Körperfettwaagen (Fuß-Fuß-Messung) und Hand-Hand-Messungen.
- ▷ **Infrarotmessung (NIR, Futrex):** Hier misst ein Sensor die vom Körpergewebe reflektierte Infrarotstrahlung. Die Methode ist einfach anzuwenden und sehr genau, daher wird sie immer beliebter.

BMI und Körperfett

- ▷ Liegt der BMI im Normbereich und der Körperfettanteil über den Empfehlungen, sollte gezielt Muskelaufbautraining betrieben werden. Gewichtverlust ist nicht anzustreben.
- ▷ Sind BMI und Körperfett zu hoch, ist ein Fettabbautraining (Ausdauertraining mit niedriger Herzfrequenz) sinnvoll. Durch leichtes Krafttraining kann gleichzeitig Muskelmasse aufgebaut werden.

Gewichtsreduktion – aber mit Vorsicht!

Im Sport kann eine Gewichtsabnahme oder ein niedriges Körpergewicht aus verschiedenen Gründen wichtig sein:

1. Bei Sportarten, die in Gewichtsklassen gewertet werden, zum Beispiel bei den Kampfsportarten oder beim Gewichtheben. Durch kurzfristige Gewichtsabnahme vor dem Wettkampf wird versucht, in eine niedrigere Gewichtsklasse zu kommen, um so auf vermeintlich schwächere Gegner zu treffen.
2. Bei Ausdauersportlern bedeutet ein niedrigeres Körpergewicht indirekt eine Verbesserung der maximalen Ausdauerleistungsfähigkeit, denn je geringer das Körpergewicht, desto höher die maximale relative Sauerstoffaufnahme pro Kilogramm Körpergewicht. Durch Abbau von Fettgewebe kann die Ausdauerleistungsfähigkeit ansteigen – ohne zusätzliches Training.
3. Bei Sportarten wie Turnen, Tanzsport, Budo wirkt sich ein niedriges Körpergewicht für den Bewegungsablauf günstig aus.
4. Bei Sportlern wie Leichtgewichtsruderern oder Jockeys verbessert sich die Wettkampfleistung.

Kurzfristiges Gewichtmachen durch „Abkochen", Diuretika-Einnahmen oder wassertreibende Substanzen führen zu drastischen Flüssigkeits- und Mineralstoffverlusten. Dies kann zu einem krassen Einbruch der Leistungsfähigkeit führen. Günstiger ist es, seine Ernährung langfristig so umzustellen, dass zusammen mit entsprechendem Training das ideale Gewicht erreicht wird. Längerfristige Diäten dürfen jedoch keineswegs mit einer gleichzeitigen Flüssigkeitsbegrenzung einhergehen. Stoffwechselendprodukte, die auch während einer Diät anfallen, müssen ausgeschieden werden. Hierfür wird Wasser benötigt. Nur eine eiweißangepasste und salzarme Ernährung kann die Ausscheidungsrate „nierenpflichtiger" Substanzen verringern. Eine bevorzugte Auswahl von kaliumreichen und natriumarmen Lebensmitteln und Getränken unterstützt die Entwässerung auf natürliche Weise. Bei entsprechender Lebensmittelauswahl und Zubereitung erreichen Sie mit vollwertiger Sporternährung Ihr individuelles Sport-Wohlfühlgewicht. Hier sind die leeren Energieträger wie Zucker, Alkohol und versteckte Fette in Wurst auf ein Minimum begrenzt.

Referenzgewicht

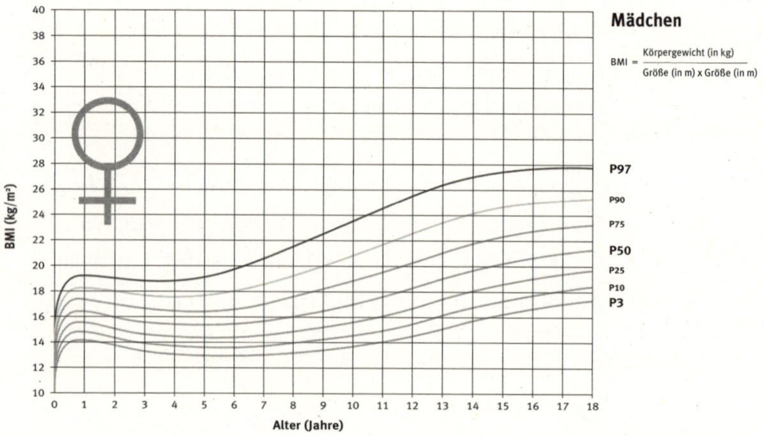

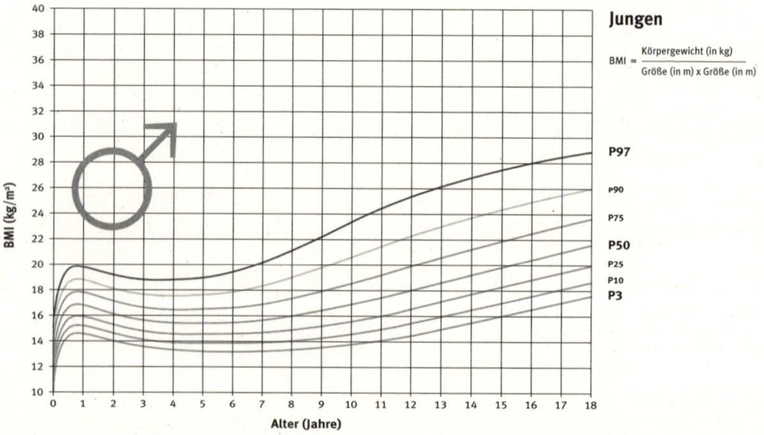

Der Normalbereich für das Körpergewicht von Kindern und Jugendlichen liegt zwischen den Perzentilen P 10 und P 90.
Der BMI ist bei Kindern alters- und geschlechtsabhängig. Daher müssen zur Beurteilung Referenzkurven herangezogen werden.

nach K. Kromeyer-Hauschild, M. Wabitsch, D. Kunze et al.: Monatsschr. Kinderheilk. 149 (2001)

Ernährungstipps für sportlich aktive Kinder und Jugendliche

Bei Kindern und Jugendlichen, die ihre Wachstumsphase noch nicht abgeschlossen haben, können die beschriebenen Formeln zur Bestimmung des richtigen Körpergewichtes nicht verwendet werden. Hier wird das Gewicht mit einem Referenzgewicht verglichen. Das Referenzgewicht ist das Körpergewicht, das rund 80 % der Kinder einer Altersgruppe gleichen Geschlechts und Körpergröße aufweisen.

Sportive Kids und Teens richtig versorgt

Kinder und Jugendliche, die intensiv Sport treiben, haben eine Doppelbelastung. Sie befinden sich noch im Wachstums- und Entwicklungsalter, dies muss bei der täglichen, bedarfsgerechten Ernährung berücksichtigt werden. Die höchsten Energiemengen benötigen heranwachsende Mädchen im Alter von 11–14 Jahren, Jungen hingegen etwas später mit etwa 15–18 Jahren.

Der Energie- und Nährstoffbedarf ist beim Kind bezogen auf seine Körpergröße wesentlich höher als beim Erwachsenen. Schon im Alter von 5–7 Jahren benötigen Kinder mit etwa 1.800 kcal genauso viel Nahrungsenergie wie eine erwachsene Frau bei leichter körperlicher Arbeit. In Wachstumsphasen ab dem 14–15. Lebensjahr benötigen Kinder zum Teil bis zu 3.500 kcal täglich. Kommt intensiver Sport dazu, kann der Energiebedarf auf 4.000–4.500 kcal pro Tag ansteigen. Das ist doppelt so viel wie ein Erwachsener benötigt.
Bei bestimmten Nährstoffen wie Eiweiß, Calcium, Phosphor, Magnesium, den B-Vitaminen und beim Vitamin D steigt der Bedarf überproportional zum Energiebedarf.

Im Vergleich zu erwachsenen Sportlern haben Jugendliche relativ zum Körpergewicht einen höheren Wasserbedarf. Wichtig ist es, zu trinken, bevor der Durst kommt. Verlorene Flüssigkeit sollte in jedem Fall innerhalb von 24 Stunden ersetzt sein.

Sportlich aktive Jugendliche, die wenig Interesse an einem bedarfsgerechten Ess- und Trinkverhalten haben, können mit dem Ziel der verbesserten Leistungsfähigkeit motiviert werden, ihre Ernährungsgewohnheiten zu verbessern.

Durchschnittlicher Körperwasseranteil

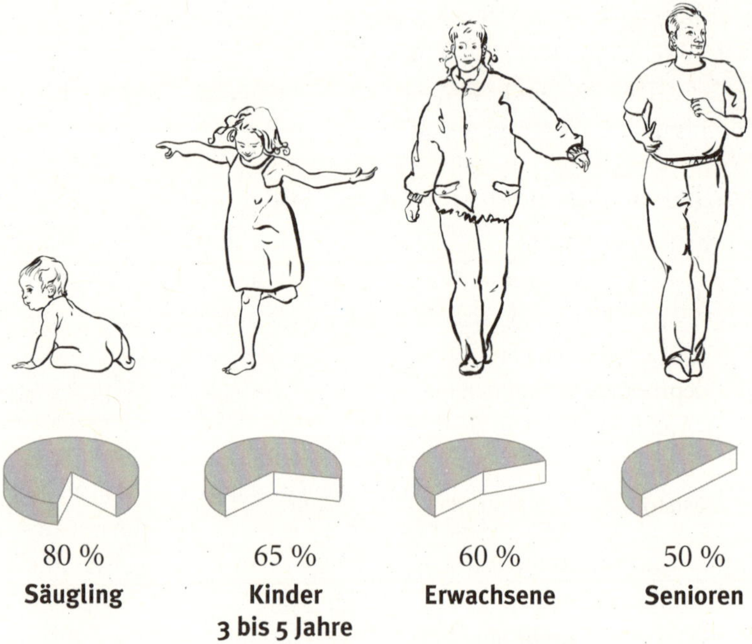

Unser Körper besteht hauptsächlich aus Wasser. Vor allem bei sportlich aktiven Kindern ist es wichtig, auf einen ausgeglichenen Flüssigkeitshaushalt zu achten.

Der Körperwasseranteil nimmt zwar mit zunehmendem Lebensalter ab, aber auch mit über 65 Jahren beträgt er noch gut 50 %. Deshalb ist ein ausgeglichener Flüssigkeitshaushalt in allen Lebensabschnitten und für alle Körperfunktionen wichtig. Gehirn, Leber und Muskulatur gehören zu den wasserreichsten Organen. Wenn zu wenig getrunken wird, kommt es hier besonders schnell zu Leistungseinbußen.

Da richtiges Training und eine optimale Ernährung die beiden wichtigsten Bestimmungsfaktoren für eine erfolgreiche sportliche Karriere sind, ist die genaue Ausbilanzierung der Energiemenge eine wichtige Voraussetzung, um im Sport gesund und leistungsfähig zu bleiben. Oft wird allerdings die sportbedingte Erhöhung des Energieverbrauches sowohl von Eltern als auch von Jugendlichen selbst zu hoch eingeschätzt.
In Sportarten mit längeren Wettkampfphasen ist es von Bedeutung, am Anfang der Saison ein optimal trainiertes Gewichtsniveau zu haben. Die Wettkampfphase ist kein vernünftiger Zeitpunkt für Gewichtsverlust oder Gewichtszuwachs. Heranwachsende, deren Trainer und Eltern benötigen daher gezielte Informationen, um Gewicht und Körperzusammensetzung zu erhalten bzw. zu optimieren.

So ernähren sich sportive Kids und Teens richtig:

- Kohlenhydratanteil erhöhen: mehr Obst, Gemüse, Kartoffeln und Getreideprodukte verwenden
- Fett-Anteil überprüfen: Fette aus pflanzlichen Ölen und Fleisch bevorzugen, Wurst sowie fette Milch und Milchprodukte reduzieren
- Ballaststoff- und Flüssigkeitszufuhr erhöhen

In die Ernährungsplanung sind sowohl Eltern als auch Trainer mit einzubeziehen. Wichtig ist das „Vorleben" eines bedarfsgerechten Ess- und Trinkverhaltens in der Familie aber auch im Verein.

Dramatische Zunahme von Essstörungen

Besonders Sport treibende Mädchen sind prädestiniert für Essstörungen. Die Fallzahl hat hier in den vergangenen Jahren dramatisch zugenommen. Häufiger Auslöser von Essstörungen sind psychologisch wenig hilfreiche Bemerkungen der Trainer und Betreuer und falsche Erwartungen an das eigene Körpergewicht. Leider geht in vielen Sportarten ein niedriges Körpergewicht mit einer (kurzfristig) besseren Leistung einher. Hungern in der Wachstumsphase kann zur Unterdrückung der Wachstumshormonproduktion führen. Gewichtsverluste sollten daher während der Wachstumsphase tunlichst vermieden werden.

Sportliche Senioren haben's leichter!

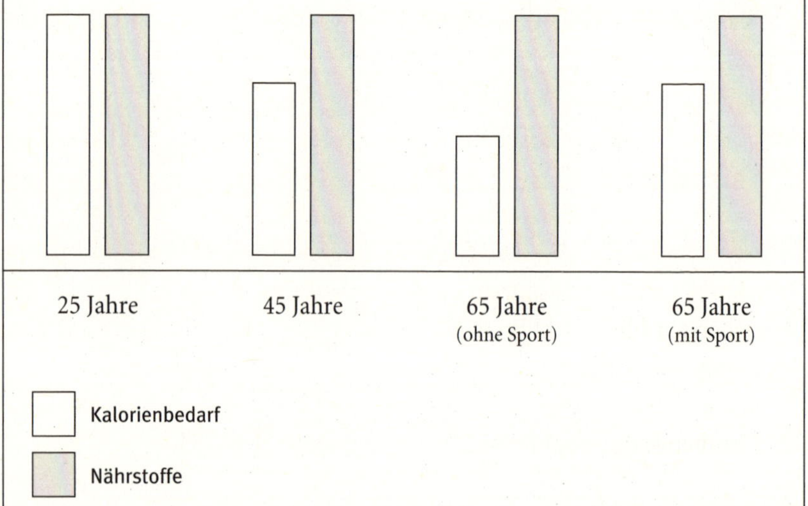

Da der Kalorienbedarf mit zunehmenden Alter abnimmt, der Vitamin- und Mineralstoffbedarf aber nahezu konstant bleibt, muss die Nährstoffdichte, also die Menge an Vitaminen und Mineralstoffen pro Kalorie bei Älteren größer sein als bei Jüngeren. Wer Sport treibt, verbraucht mehr Kalorien, darf mehr essen und nimmt so bei einer sportiven Lebensmittelauswahl auch mehr Vitamine und Mineralstoffe auf. Die notwendige Nährstoffdichte entspricht dann wieder der in jüngeren Jahren, daher haben es sportive Senioren bei der Vitamin- und Mineralstoffversorgung leichter.

Ess- und Trinktipps für 50-plus

Ob beim Marathon-Lauf, Ski-Langlauf oder bei Radtouren, immer das gleiche Bild: Die Zahl der Teilnehmer über 50 Jahren steigt. Es hat sich herumgesprochen: Regelmäßige sportliche Betätigung ist gesund und stellt einen gewissen Schutz vor gesundheitlichen Störungen wie beispielsweise Herz- und Kreislauferkrankungen dar.

Mit Abschluss der Wachstumsphase sinkt der Kalorienbedarf. Der Körper verbraucht mit steigenden Lebensjahren immer weniger Kalorien für seinen Grundbedarf. Faustregel: Ab dem 25. Lebensjahr sinkt der tägliche Kalorienverbrauch pro Jahr um 15 kcal. Mit 35 Jahren ist der Kalorienverbrauch gegenüber einem 25-Jährigen pro Tag um 150 kcal verringert. Während mit 25 Jahren noch 2.700 kcal am Tag bewältigt werden, muss ein 55-Jähriger mit 2.250 kcal und ein 75-Jähriger mit mageren 1.950 kcal auskommen, damit er nicht überschüssige Kalorien als Fett ansetzt. Die Unterschiede scheinen auf den ersten Blick nicht groß. Sie werden deutlich, wenn die umgekehrte Rechnung aufgestellt wird: Pro Tag 150 kcal über den Bedarf gegessen bedeutet, auf ein Jahr gerechnet, 150 × 360 = 54.000 kcal. Diese überschüssige Kalorienmenge entspricht einer Gewichtszunahme von circa 7 kg.

Die Zufuhr an Vitaminen, Mineralstoffen und Spurenelementen muss trotz abnehmender Kalorienzufuhr gleich oder in bestimmten Fällen sogar höher sein. Kritisch sollte daher der Fettgehalt der Speisen betrachtet werden, denn er erhöht die Kalorienzahl unnötig. Besonders der Verzehr tierischer Fette in Fleisch, Wurst und Käseprodukten sollte gesenkt werden.
Mit zunehmendem Lebensalter kann sich die Fähigkeit, das Enzym Laktase zu produzieren, verringern. Es wird benötigt, um den Milchzucker im Darm zu spalten. Wird es nicht mehr genügend produziert, so kann es nach dem Genuss von Trinkmilch zu Blähungen und Durchfall kommen. Dies tritt bei Genuss von Sauermilchprodukten wie Joghurt meist nicht auf. Bei der Herstellung dieser Produkte wird der Milchzucker weitestgehend abgebaut. Grundsätzlich gelten auch mit zunehmendem Lebensalter die allgemeinen Empfehlungen der Sporternährung.

Calciumgehalt in Lebensmitteln

Lebensmittel	Portionsgröße	mg Ca in 100 g/ml	mg Ca pro Portion	Bioverfügbarkeit*	Ca-Aufnahme mg/Portion***
Banane	100 g	36	36	38 %	4,0
Brokkoli	150 g	112	168	30 %	15,0
Brot	45 g	23	10	8 %	0,3
Erbsen	150 g	54	81	20 %	5,0
Gouda, 45 %	30 g	820	246	80 %	60,0
Grüner Salat	50 g	37	19	30 %	1,7
Joghurt (nat. Fettstufe)	150 g	130	195	80 %	47,0
Kuhmilch	200 ml	120	240	80 %	58,0
Mandeln	60 g	250	150	30 %	14,0
Mineralwasser**	300 ml	mind. 5	15	80 %	12,0
Quark, 20 % F.i.Tr.	30 g	90	27	80 %	6,5
Schinken	30 g	10	3	15 %	0,1
Sesammus (Tahin)	20 g	420	84	30 %	7,6
Sesamsamen	10 g	670	67	30 %	6,0
Sojabohnen	50 g	200	100	30 %	9,0
Spinat	200 g	126	252	30 %	23,0
Tofu	100 g	105	105	30 %	9,5

Resorptionsquote: 20–40 % , durchschnittlich 30 %

Faktoren, die die Ca-Aufnahme fördern:
Vitamin D, Laktose

Faktoren, die die Ca-Aufnahme hemmen:
Oxalsäure, Kaffee, Phytat (in Getreide und Hülsenfrüchten)

* Durchschnittswerte
** Je nach Wasser, siehe Etikett (siehe auch Seite 36)
*** errechnet aus Bioverfügbarkeit und durchschnittlicher Resorptionsquote

Ernährungsbedürfnisse von Frauen

Sportlerinnen sind häufig von Eisenmangel betroffen. Frauen haben häufiger und deutlich ausgeprägteren Eisenmangel als Männer. Ursache ist der zusätzlich zum Sport erhöhte Eisenbedarf durch die monatlichen Blut- und damit Eisenverluste bei der Menstruation.
Deshalb sollten Frauen regelmäßig eisenreiche Lebensmittel verzehren. Es sollte zudem darauf geachtet werden, dass als Vorspeise oder Dessert Vitamin-C-reich gegessen oder getrunken wird. Vitamin C kann die Aufnahme von pflanzlichem Nahrungseisen um fast 200 Prozent steigern. Schwarzer Tee sollte dagegen zu den Hauptmahlzeiten gemieden werden. Die im Schwarztee enthaltene Gerbsäure hemmt die Eisenaufnahme.

Osteoporoserisiko durch Sport und Milch verringern

Bei Frauen sind Knochenbrüche siebenmal häufiger als bei Männern. Neben einer unzureichenden Calciumaufnahme mit der Nahrung ist der veränderte Hormonspiegel nach den Wechseljahren Mitursache der Osteoporose. Auch übermäßiger Fleischgenuss kann die Entstehung eines Calcium-Mangels begünstigen: Je mehr Eiweiß die Sportlerin zu sich nimmt, umso mehr Calcium verliert sie über den Urin.
Milch und Milchprodukte, Sesam und Leinsamen sowie calciumreiche Mineralwässer sind besonders gut zur Calciumversorgung geeignet.

„Pille" und Sport

Die Einnahme oraler Kontrazeptiva erhöht den Bedarf an Vitamin B_6, Vitamin B_{12}, Vitamin B_2 und Vitamin C. Mit der vollwertigen Sporternährung ist der Mehrbedarf ohne Einsatz von Präparaten zu decken. Mit der üblichen Ernährung ist jedoch die Bedarfsdeckung kritisch. Deshalb sollten Sportlerinnen bevorzugt Lebensmittel auswählen, die eine hohe Nährstoffdichte an diesen Vitaminen aufweisen. Hierzu zählen Getreide, Sojabohnen, Brokkoli, Hülsenfrüchte, Geflügel und Weizenkeime.

5 am Tag

Drei Portionen Gemüse und zwei Portionen Obst täglich, so lautet die Empfehlung für Sportler wie für Nichtsportler – insgesamt 600 Gramm sollten es ungefähr sein, um den Körper optimal mit Antioxidantien zu versorgen. Je bunter und abwechslungsreicher der Speiseplan gestaltet wird, desto besser. Denn jede Gemüse- und Obstart hat andere Inhaltsstoffe zu bieten.

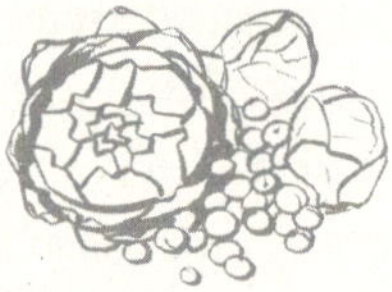

Eine Portion Gemüse kann beispielsweise sein:

▷ 1 große Tomate oder 1 kleiner Kohlrabi
▷ 2 Hände voll klein geschnittene Karotten oder Blattsalat
▷ 1 Hand voll Hülsenfrüchte (trocken)
▷ 2 Hände voll Salat oder Spinat (auch tiefgekühlt)
▷ 2 Hände voll Champignons (etwa 125 g)
▷ 1 Glas Karottensaft oder anderer Gemüsesaft

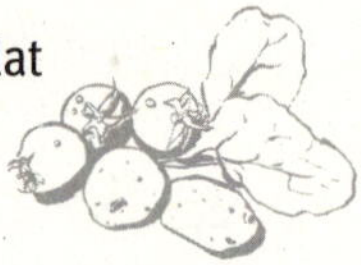

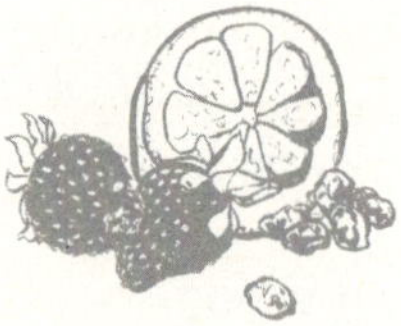

Eine Portion Obst kann beispielsweise sein:

▷ 1 Apfel oder 1 Orange oder 1 Pfirsich
▷ 2 Hände voll Beeren oder Trauben
▷ 4 EL leicht gezuckertes Fruchtkompott
▷ 5 getrocknete Aprikosen
▷ 1 Glas Orangensaft oder anderer Fruchtsaft

Ausgewählte Nahrungsergänzungsmittel beim Sport

Antioxidantien: Die Vitamine E, C, Provitamin A (ß-Carotin), das Spurenelement Selen und einige sekundäre Pflanzenstoffe besitzen antioxidative Eigenschaften. Bei intensivem Training oder Wettkampf werden reaktive Sauerstoffverbindungen gebildet. Diese freien Radikale können überhandnehmen, negative Kettenreaktionen auslösen und verschiedene Zellkomponenten zerstören. Antioxidantien blockieren diesen Reaktionsablauf und schützen den Organismus vor den negativen Folgen zu intensiver körperlicher Belastungen. Gesundheitsschutz bei vermehrten Belastungen setzt ein ausreichendes Vorhandensein aller antioxidativen Nährstoffe voraus. Eine übermäßige Zufuhr einzelner Antioxidantien über Präparate führt deshalb weder zu besserem Schutz noch zu einer erhöhten Leistungsfähigkeit. Mit der in der vollwertigen Sportlerernährung berücksichtigten Lebensmittelauswahl erhalten Sie genügend Antioxidantien.

BCAA (=branched-chain amino acids) werden die verzweigtkettigen Aminosäuren Leucin, Isoleucin und Valin genannt. Die BCAAs sind essentiell und die einzigen Aminosäuren, die direkt im Skelettmuskel verstoffwechselt werden können. Sie sollen beim Sport den Proteinabbau im Skelettmuskel hemmen, die zentrale Ermüdung unterdrücken und in der Erholungsphase die Muskelstrukturen schneller wiederherstellen können. Da ihr Gehalt etwa 50 Prozent der essentiellen Aminosäuren in der Nahrung ausmacht, ist eine Unterversorgung bei üblicher Ernährungsweise unwahrscheinlich. Mit Milch- und Milchprodukten lassen sich schon in der Nachbelastungsphase relevante BCAA-Mengen auf natürlichem Wege aufnehmen. Die Einnahme von BCAA-Präparaten ist daher nicht empfehlenswert.

L-Carnitin (L = linksdrehende Form) transportiert Fettsäuren aus dem Zellplasma in das Mitochondrium, das „Kraftwerk der Zelle". Dort findet die Fettverbrennung statt. Der gesunde Körper produziert ausreichende Mengen an Carnitin selbst. Hinzu kommt Carnitin aus tierischen Lebensmitteln. Sportlerinnen und Sportler, die sich vegetarisch ernähren, sollten regelmäßig Milch- und Milchprodukte im Speiseplan berücksichtigen. Im Hochleistungssport sowie mit zunehmendem Alter soll die Carnitineigen-

Carnitin transportiert die Fettsäuren

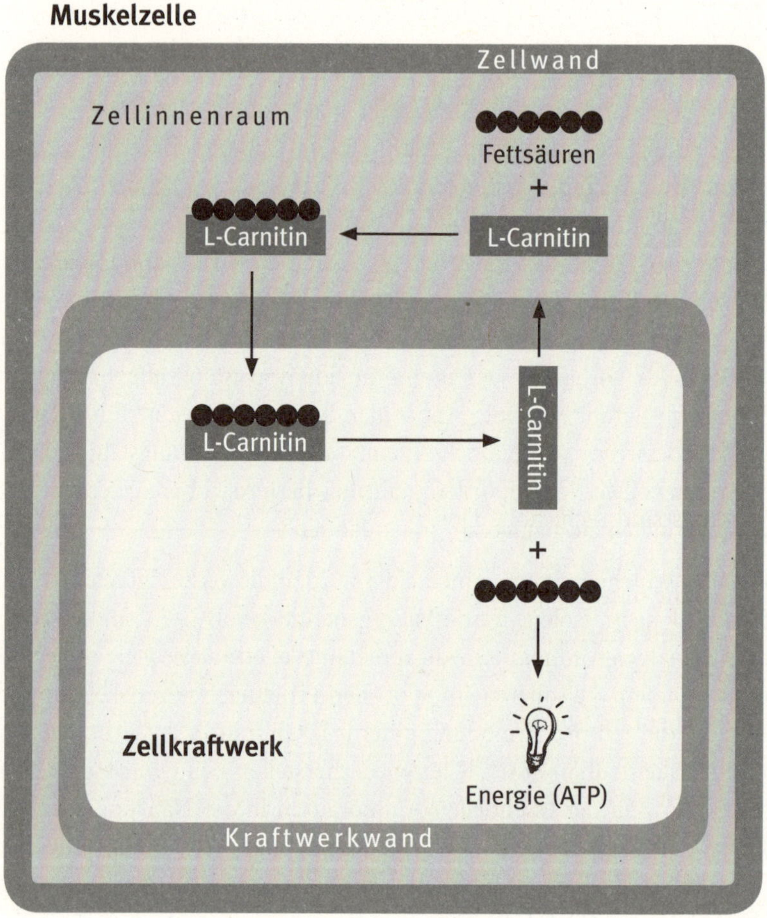

Im Mitochondrium, dem „Kraftwerk der Zelle“, findet die Fettverbrennung statt. Carnitin dient nur als eine Art Fährschiff für die Fettsäuren zum Passieren der Kraftwerkswand. Es wird dabei aber nicht verbraucht. Die vorhandene Carnitinmenge bestimmt auch nicht die Geschwindigkeit und die Anzahl der „verbrannten“ Fettsäuren.

produktion nicht (mehr) ausreichen. Nur im Fall eines Carnitinmangels erscheint derzeit die Einnahme von Carnitinpräparaten sinnvoll. Bei ausreichender Carnitinproduktion führt eine zusätzliche Aufnahme weder zu einer Leistungssteigerung noch zu einer nennenswert gesteigerten Fettverbrennung. Es gibt aber Hinweise, dass Carnitin bei gesunden Freizeitsportlern Muskelschäden vermindert und damit die Regeneration unterstützt. Aufgrund möglicher Schwächung der körpereigenen Carnitinbildung bei Einnahme von Carnitinpräparaten erscheint eine Carnitinsupplementation trotzdem nicht sinnvoll.

Coffein unterdrückt beginnende Müdigkeit, kann die geistige Leistungsfähigkeit erhöhen und die Glykogenspeicher schonen, indem der Fettabbau beim Sport aktiviert wird. Dazu muss Coffein ohne den gleichzeitigen Verzehr von Kohlenhydraten angewandt werden. Mit Kohlenhydraten kann Coffein in der Regeneration zu einer schnelleren Wiederauffüllung entleerter Glykogenspeicher beitragen. Die Effizienz ist in vielen Sportarten belegt. Allerdings sind recht hohe Dosierungen notwendig, bei einem Körpergewicht von 60 kg zwischen drei und sieben Tassen starker Kaffee. Entscheidend ist die individuelle Verträglichkeit. Empfindliche Personen reagieren auf den Coffeingenuss unter Umständen mit Nervosität, Herzklopfen und Durchfall.

Kreatin dient im Skelettmuskel zum schnellen Neuaufbau des Energielieferanten ATP, der sehr rasch, aber nur für begrenzte Zeit (etwa 30 Sekunden) Energie zur Verfügung stellt. Daher ist der Muskelkreatingehalt bei kurzen, intensiven sowie intervallartigen Belastung (z. B. Weitsprung, Krafttraining, Spielsportarten) von entscheidender Bedeutung. Kreatin wird im Organismus selbst gebildet und kommt in nennenswerten Mengen auch in vielen tierischen Lebensmitteln vor. Die zusätzliche Aufnahme soll die Kreatinspeicher in der Muskulatur vergrößern, um länger bzw. häufiger schnellkräftige Bewegungen ausführen zu können. Eine leistungssteigernde Wirkung ist aber nur bei hochintensiven Belastungen zu erwarten. Beim Ausdauersport treten keine Effekte auf. Als Nebenwirkungen können Durchfall, Anstieg des Körpergewichts durch Wassereinlagerung, gesteigerte Krampfneigung sowie Sehnen- und Bandverletzungen durch eine zu schnelle Kraftentwicklung auftreten.

Sport und Schwangerschaft erhöhen Joddefizit

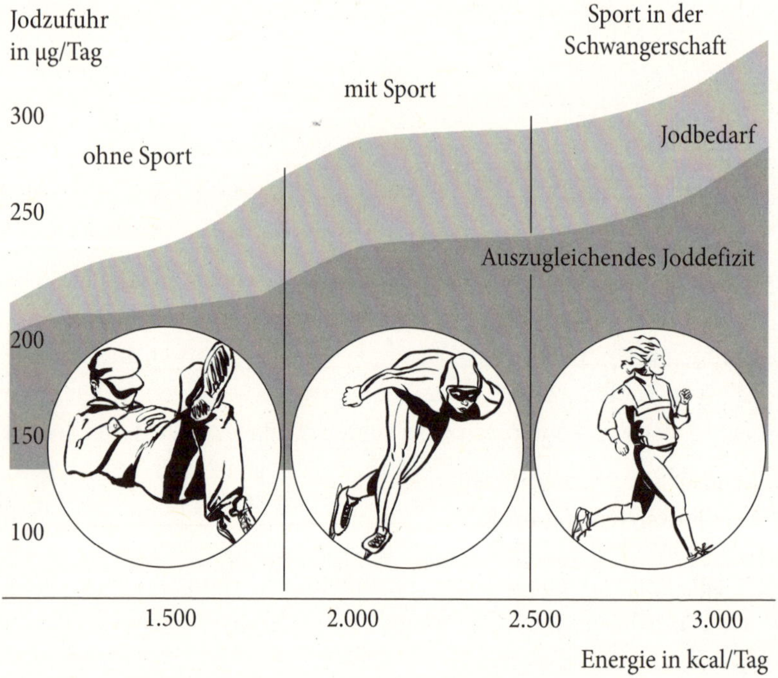

Bei den meisten Vitaminen und Mineralstoffen steigt die tägliche Zufuhr mit der Menge der verzehrten Lebensmittel. Wer mehr isst, weil aufgrund körperlicher Aktivität oder Schwangerschaft ein erhöhter Kalorienbedarf besteht, nimmt bei einer vollwertigen Lebensmittelauswahl gleichzeitig auch mehr Mikronährstoffe auf. Nicht so vom Spurenelement Jod. Denn nur wenige Lebensmittel enthalten Jod in nennenswerten Mengen. Schon die Basisempfehlung der täglichen Zufuhr an Jod mit 200 µg wird in Deutschland kaum erreicht. Ein erhöhter Jodbedarf, z. B. durch Jod-Verluste mit dem Schweiß beim Sport oder der erhöhte Jodbedarf in der Schwangerschaft, vergrößert daher das bestehende Joddefizit.

Jod und Sport

Jod wurde im Laufe der geologischen Entwicklung aus dem Boden ausgewaschen und mit Bächen und Flüssen ins Meer transportiert. Die landwirtschaftlich genutzten Flächen sind deshalb jodarm, während Jod in den Weltmeeren in hohen Konzentrationen vorkommt.

Beeinflussung des Jodgehalts

Der Jodgehalt in Lebensmitteln hängt neben der Höhe des Jodvorkommens in Boden und Wasser von der Jodversorgung der Tiere sowie von Art und Umfang der Verarbeitung und Zubereitung ab.
Neben Meeresprodukten weisen nur noch Milch und Milchprodukte einen nennenswerten Jodgehalt auf.
Von der Deutschen Gesellschaft für Ernährung (DGE) wird für Erwachsene eine tägliche Zufuhr von 200 Mikrogramm Jod empfohlen. Ein hoher Verzehr an pflanzlichen Erzeugnissen mit thyreostatischen Inhaltsstoffen, die die Jodverwertung im Körper zusätzlich hemmen, zum Beispiel Kohlarten, erhöht den Jodbedarf ebenso wie hohe Schweißverluste. Mit 1 Liter Schweiß werden bis zu 10 Mikrogramm Jod ausgeschieden.

Jodmangel stört die Hormon-Produktion

Die Schilddrüse braucht Nahrungsjod zur Hormonbildung. Fehlende Mengen von Schilddrüsenhormonen führen zu:

- ▷ Müdigkeit und nachlassender Leistungsfähigkeit
- ▷ Nervosität und Konzentrationsschwäche
- ▷ Lern- und Merkschwierigkeiten

Über die Nahrung nimmt ein Erwachsener täglich nur etwa 70–80 Mikrogramm auf. Eine Erhöhung der Jodzufuhr sollte mit einer entsprechenden Lebensmittelauswahl erreicht werden. Zu den empfehlenswerten jodreichen Lebensmitteln gehören Seefische und Milchprodukte. Beim Salzen sollte jodiertes Speisesalz oder jodiertes Meersalz verwendet werden. Auch bei Brot, Backwaren, Fleisch und Wurstwaren sowie Fertigprodukten sollten diejenigen bevorzugt werden, die mit Jodsalz hergestellt wurden.

Eisengehalt in Lebensmitteln

Lebensmittel	**Portionsgröße**	**mg Eisen in 100 g /ml**	**mg Eisen/ Portion**	**Eisen-Aufnahme mg/ Portion**
Kuhmilch, 3,5 %	200 ml	0,05	0,1	0,02
Banane	100 g	0,5	0,5	0,03
Erdbeere	125 g	1,0	1,3	0,07
Vollkornbrötchen	45 g	2,8	1,3	0,07
Leberwurst	30 g	10,4	3,1	0,62
Rumpsteak (gebraten)	125 g	3,1	3,9	0,78
Scholle	150 g	0,9	1,4	0,27
Pfifferling	100 g	6,5	6,5	0,33
Spinat	200 g	4,1	4,1	0,21
Tomate	50 g	0,5	0,3	0,02
Erbse	200 g	1,8	3,6	0,18
Hirse (geschält)	50 g	9,0	4,5	0,25
Brokkoli	200 g	1,3	2,6	0,13
Rote Bete	200 g	0,9	1,8	0,09
Feldsalat	50 g	2,0	1,0	0,05
Rosinen	25 g	2,2	0,6	0,03
Aprikosen (getrocknet)	25 g	4,4	1,1	0,06
Roter Traubensaft	200 ml	0,4	0,8	0,04

durchschnittliche Absorptionsrate:
10–15 % abhängig vom Versorgungszustand

Bioverfügbarkeit:
Häm-Eisen (aus tierischen Lebensmitteln): 20 %
Nicht-Häm-Eisen (aus pflanzlichen Lebensmitteln): 5 %

Fördert die Aufnahme von Nicht-Häm-Eisen:
Vitamin C/Zitronensäure/Fleisch, Fisch, Geflügel in der Kost

Hemmt die Aufnahme von Nicht-Häm-Eisen:
Oxalsäure/Phytate/Weizenkleie
Milch- und Sojaprodukte/Schwarzer Tee

Eisen und Sport

Eisen hat als Spurenelement eine zentrale Bedeutung im Stoffwechsel. Es ist essenziell für die Bildung von Hämoglobin, dem Blutfarbstoff, von Myoglobin, dem Muskelfarbstoff, sowie zahlreichen Enzymen, die durch sportliche Tätigkeit vermehrt gebildet werden.
Die Folgen eines Eisenmangels können sein: Schwäche, Müdigkeit, Blässe, Kurzatmigkeit bei Anstrengung, Herzklopfen oder verminderte Erholungsfähigkeit des Herz-Kreislauf-Systems.

Eisenmangel bei Läuferinnen am häufigsten

Von Eisenmangel sind besonders Frauen betroffen. Jede dritte Sportlerin weist zu niedrige Eisenwerte auf. Verursacht werden kann ein Eisenmangel durch unzureichende Zufuhr mit der Nahrung und/oder durch erhöhte Verluste, zum Beispiel über Schweiß, Urin und Stuhl. Die Verluste über den Schweiß sind abhängig vom Trainingszustand und vom Geschlecht des Sportlers. Die Verluste über den Urin sind in einem verstärkten Abbau der roten Blutkörperchen begründet. Ursache hierfür sind unter anderem häufige traumatische Ereignisse wie Prellungen, Stauchungen sowie eine sportbedingt erhöhte Körpertemperatur. Insbesondere unter Läufern ist eine Destruktion, das heißt eine Zerstörung der Blutkörperchen an den Fußsohlen, bekannt und als so genannte Läufer-Hämolyse gefürchtet.

Vitamin-C-reiche Speisen verbessern Eisenverwertung

Das Eisen, das wir mit der Nahrung aufnehmen, wird unterschieden nach Häm-Eisen und Nichthäm-Eisen. Ersteres ist an das Hämoglobin, den roten Blutfarbstoff gebunden. Häm-Eisen findet sich besonders in Fleisch, Wurst und Fisch. Alle anderen Eisenverbindungen in Lebensmitteln sind Nicht-Häm-Eisen. Dieses wird deutlich schlechter aufgenommen als das Häm-Eisen. Die Eisen-Resorption aus pflanzlichen Lebensmitteln lässt sich jedoch deutlich durch Vitamin-C-reiche Speisen und Getränke verbessern. Optimal ist deshalb die Kombination von einem Glas Orangensaft zu einer pflanzlichen, eisenhaltigen Mahlzeit. Deshalb gehören zu einer vollwertigen Sporternährung zu den Hauptmahlzeiten immer als Vorspeise ein frischer Rohkostsalat (evtl. mit Zitronendressing) und als Dessert Obstvariationen. Teetrinken zum Essen dagegen vermindert die Eisenresorption um bis zu 50 Prozent.

Auf diese Nährstoffe sollten Vegetarier achten

	Energieliefernde Nährstoffe			Vitamine		Mineralstoffe		
	KH	EW	Fett	B_{12}	D	Fe	Ca	Zink
Pudding-Vegetarier Kein Fleisch, kein Fisch, kein Ausgleich durch bewusste Auswahl pflanzlicher Lebensmittel. Hoher Anteil an verarbeiteten und gekochten Lebensmitteln.	++	+	++	–	–	–	–	–
Ovo-lacto-Vegetarier Neben pflanzlicher Kost werden auch Milch und Milchprodukte sowie Eier verzehrt.	++	+	++	+	+	–	+	+
Ovo-Vegetarier Neben pflanzlicher Kost werden Eier verzehrt, aber keine Milch und -produkte.	++	+	++	–	– –	–	– –	–
Veganer Ausschließlich pflanzliche Kost. Fleisch, Fisch, Milch und Milchprodukte, Eier und Honig werden abgelehnt.	++	–	++	– –	– –	–	– –	–

++ = optimale Versorgung
+ = ausreichende Versorgung
– = Erhöhtes Risiko einer Unterversorgung
– – = Supplemente könnten notwendig werden, um Bedarf zu decken

KH = Kohlenhydrate / EW = Eiweiß / Fe = Eisen / Ca = Calcium

Eine abwechslungsreiche ovo-lakto-vegetabile Vollwertkost ist empfehlenswert. Die vegane Ernährung erfordert viel Ernährungswissen. Leistungssportlern und insbesondere jugendlichen Athleten wird – auch bei hohem Ernährungswissen – von einer veganen Ernährungsweise abgeraten.

Sport und vegetarische Ernährung

Mehr pflanzliche und weniger tierische Lebensmittel, mehr komplexe Kohlenhydrate aus Vollkornprodukten und reichlich Gemüse und Obst – so lauten die Empfehlungen für die Fitnessernährung. Viele Vegetarier, die sich abwechslungsreich ernähren, sind da fein raus. Im Vergleich zur herkömmlichen Mischkost hat ihr täglicher Speiseplan viele gesundheitliche Vorteile und fördert darüber hinaus die sportliche Ausdauerleistungsfähigkeit. Als besonders günstig erweist sich dabei die ovo-lakto-vegetabile Vollwertkost, bei der gering verarbeitete Lebensmittel bevorzugt und kein Fleisch und kein Fisch, aber in Maßen Milchprodukte und Eier gegessen werden. Wie sieht es dabei mit den einzelnen Nährstoffen aus?

Protein: Durch die Kombination verschiedener Proteinträger kann ein guter Mix an lebensnotwendigen Aminosäuren erreicht werden. Für Veganer ist diese Kombinationsvielfalt und -qualität jedoch stark eingeschränkt.

Vitamin B_{12}: Dieses Vitamin kommt in größeren Mengen nur in tierischen Lebensmitteln, auch in Milchprodukten und Eiern, vor. Veganern wird empfohlen, den Vitamin-B_{12}-Spiegel regelmäßig kontrollieren zu lassen. Da die Leber von Erwachsenen über einen großen B_{12}-Speicher verfügt, ist ein Mangel oft erst nach Jahren spürbar.

Eisen: Wer fleischlos lebt, sollte überhöhten Tee- (mehr als 1 Liter pro Tag) und Kaffeekonsum meiden und Vitamin-C-reiche Lebensmittel mit guten pflanzliche Eisenquellen (Spinat, Fenchel, Hülsenfrüchte, Vollkorngetreideprodukte) kombinieren. Haferflocken mit Obst und/oder Fruchtsaft, Vollkornbrot mit Paprika sind beispielsweise sinnvolle Lebensmittelkombinationen.

Calcium: Ein leistungsminderndes Defizit an Calcium kommt bei Veganern oft vor. Reich an Calcium sind grüne Blattgemüse, die jedoch häufig viel Oxalsäure enthalten, die die Calciumaufnahme behindert. Wertvolle Calciumquellen sind calciumreiche Mineralwässer (mehr als 150 mg / Liter) sowie Mineralwässer, die zusätzlich reich an Hydrogencarbonat sind (mindestens 1.000 mg / Liter). Hydrogencarbonat fördert über den ausgeglichenen Säure-Basen-Haushalt den Einbau des Calciums in die Knochen.

Ernährungstipps für den Ausdauersport

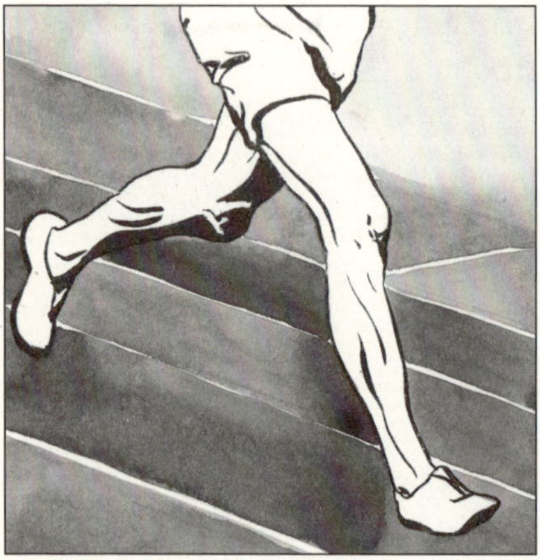

Zu den Ausdauersportarten zählen Langstreckenlauf, Marathon, Langstreckengehen, die meisten Formen des Inlineskatens, Bergwandern und andere lang andauernde Sportarten. Diese Sportarten sind gekennzeichnet durch Ausdauerbelastungen auf mittlerem Belastungsniveau, schnelle Regeneration energiereicher Substanzen im Muskel sowie kurzfristige Maximalbelastungen. Die Energiebereitstellung erfolgt in erster Linie aus den im Körper gespeicherten Fetten und Kohlenhydraten. Je besser der Leistungsstand und Trainingszustand des Sportlers, desto besser können bei einer vorgegebenen Leistungsintensität Fette verbrannt und die leistungsbegrenzenden Glykogendepots für Leistungsspitzen geschont werden. Protein kann in Abhängigkeit vom Trainingszustand mit bis zu 12 Prozent an der Energiebereitstellung beteiligt sein.

Die wichtigsten ernährungsabhängigen Faktoren bei Ausdauersportarten sind somit die Größe der Glykogendepots und die Kohlenhydratversorgung während der Belastung, der Wasserhaushalt in Verbindung mit den Mineralstoffen und Spurenelementen sowie die ausreichende Zufuhr an B-Vitaminen und antioxidativen Vitaminen. Folgende Ernährungstipps haben sich bei Ausdauersportlern bewährt:

1. Nach jedem Trainingsabschnitt, insbesondere nach der abendlichen Trainingseinheit, noch eine kleine Mahlzeit einnehmen. Es sollte nicht gerade die Schweinshaxe oder Salami-Pizza sein. Ein Teller Spaghetti, eine Portion Milchreis oder 1–2 Scheiben (Vollkorn-)Brot mit fettarmem Belag, Konfitüre oder Honig sind vorteilhaft. So können die Glykogendepots wieder schnell aufgefüllt werden.
2. Rechtzeitig und ausreichend trinken. Prüfen Sie regelmäßig Ihren Urin. Ist er morgens nach einem abendlichen Training konzentriert (stark gefärbt), kann ein Flüssigkeitsdefizit vorliegen. Ist er hellgelb, ist der Wasserhaushalt wahrscheinlich ausgeglichen. Mit unausgeglichenen Flüssigkeitsverlusten zu trainieren, bedeutet immer, auf Substanz zu trainieren.
3. Mischen Sie gekeimten Weizen oder andere Getreidekeimlinge in Ihr morgendliches Müsli. Durch das Keimen wird der Vitamin-Gehalt der Getreidekörner erhöht.
4. Bevorzugen Sie als Brot, Reis oder Teigwaren Vollkornprodukte. Diese enthalten reichlich komplexe Kohlenhydrate und die gleichzeitig zur Verstoffwechselung notwendigen B-Vitamine und Mineralstoffe.
5. Wenn Sie auf ein niedriges Sportgewicht achten wollen, zum Beispiel als Läufer, und deshalb weniger essen, sollten Sie neben den kohlenhydratreichen Lebensmitteln täglich fettarme Milch und Milchprodukte wie Kefir, Joghurt oder Quark in den Speiseplan integrieren. Bei zu geringer Nahrungszufuhr wird immer Körpereiweiß zur Energiegewinnung herangezogen. Langfristig kann sich hierdurch unter Umständen eine mangelnde Regenerationsfähigkeit, gekoppelt mit abnehmenden Immunabwehrkräften, entwickeln, wenn nicht für einen regelmäßigen Ersatz gesorgt wird.

Ernährungstipps für den Kraftausdauersport

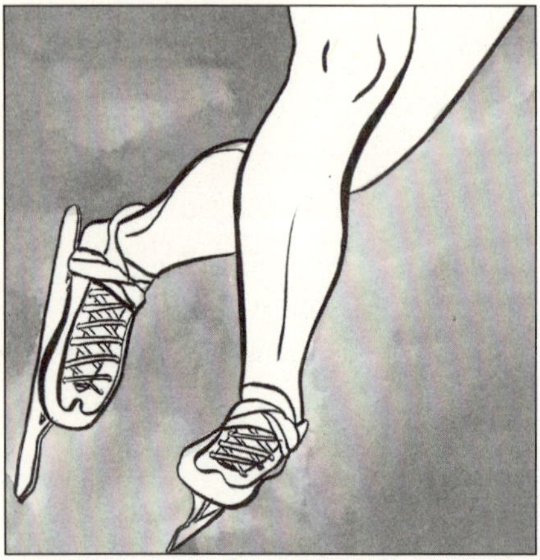

Zu den Kraftausdauersportarten zählen zum Beispiel Training im Fitness-Studio, Bergklettern, Biathlon, Eisschnelllauf, Kanu, Radrennen, Schwimmen, Rudern, Skilanglauf und Triathlon.

Diese Sportarten sind dadurch gekennzeichnet, dass Bewegungswiderstände über einen längeren Zeitraum überwunden werden müssen. Es kommt hierbei auf die optimale Verbindung von Kraft und Ausdauer an. Hierfür müssen sowohl die roten Muskelfasern für die Ausdauer als auch die weißen Muskelfasern für die Kraftleistung ausgebildet werden. Beim Training des Kraftsportlers wechseln kraft- und ausdauerbetonte Trainingsabschnitte ab. Das bedeutet für die Ernährung, dass zum einen die Kohlenhydrate für die Energiebereitstellung eine wichtige Rolle spielen, zum anderen aber auch auf das Eiweiß für den kraftbetonten Anteil des Trainings und die schnelle und effektive Regeneration zu achten ist.

Zusätzlich zu den ernährungsabhängigen Faktoren bei den Ausdauersportarten ist deshalb bei den Kraftausdauersportarten insbesondere während bestimmter Trainingseinheiten (Muskelaufbauphase und frühe Saisonvorbereitungsphase) eine Eiweißzufuhr mit bis zu 2 Gramm pro Kilogramm Körpergewicht pro Tag sinnvoll. Hierzu sind keinesfalls Eiweißkonzentrate notwendig. Diese ist mit natürlichen Lebensmitteln leicht zu erreichen.

Folgende Ernährungstipps haben sich bewährt:

1. Während der Muskelaufbauphase eiweißreiche, leicht verdauliche Mahlzeiten wie Milchreis, fettarme Milch-Shakes, Joghurt mit Müsli 1–2 Stunden vor und nach dem Training verzehren. Diese Lebensmittel liefern alle notwendigen Bausteine für den Aufbau der Muskulatur.
2. Zu Beginn der Vorbereitungsphase wird die Grundlagenausdauer und der Fettstoffwechsel trainiert. Gleichzeitig wird in vielen Fällen ein Gewichtsabbau angestrebt. Daher wird in dieser Zeit des lockeren, zunehmend umfangreicheren Trainings die Ernährung auf der einen Seite zwar kalorisch knapp bemessen, auf der anderen Seite aber muss sie in dieser Phase besonders vollwertig sein, damit kein Mangel an Vitaminen und Mineralstoffen auftritt. Zu den Lebensmitteln mit einer hohen Nährstoffdichte an diesen Inhaltsstoffen gehören neben Obst und Gemüse alle Vollkornprodukte sowie mineralstoffreiches Mineralwasser.
3. In der zweiten Etappe der Saisonvorbereitung und während der Saison benötigt der Kraftausdauersportler neben einer kohlenhydratreichen Ernährung eine ausreichende Versorgung mit biologisch hochwertigem Eiweiß. Denn das Eiweiß dient nicht nur zum Aufbau der Muskulatur, sondern auch dem der Enzyme und Hormone, die bei einer Stoffwechselsteigerung durch intensives, kraftbetontes Ausdauertraining vermehrt verbraucht werden. Kombinationen von pflanzlichen Lebensmitteln wie Getreide, Kartoffeln oder Hülsenfrüchte mit Milchprodukten oder mit Ei erfüllen diese Anforderungen in idealer Weise.
4. Bei mehrtätigen, intensiven Wettkämpfen wie im Radsport bei Etappen- oder 6-Tage-Rennen kann der Energiebedarf auf 6.000–8.000 kcal pro Tag ansteigen. Die dabei auftretenden Schweißverluste können bei diesen Extrembelastungen bis zu 6–10 Liter betragen. Das Hauptziel in der Ernährung nach einem Renntag kann somit nur sein, den Energie- und Flüssigkeitshaushalt bis zum nächsten Morgen auszugleichen. Hier müssen, auch bei Einsatz von Kohlenhydratkonzentraten, Abstriche in der Vollwertigkeit und der sinnvollen Nährstoffrelation in Kauf genommen werden. So kann es notwendig sein, den Fettanteil in den Mahlzeiten zu erhöhen, da hierdurch das Volumen der Speisen ab- und ihre Schmackhaftigkeit zunimmt. Zum Flüssigkeitsausgleich sind kohlenhydrathaltige Mineralgetränke sowie energiereiche Sportgetränke empfehlenswert.

Ernährungstipps für den Schnellkraftsport

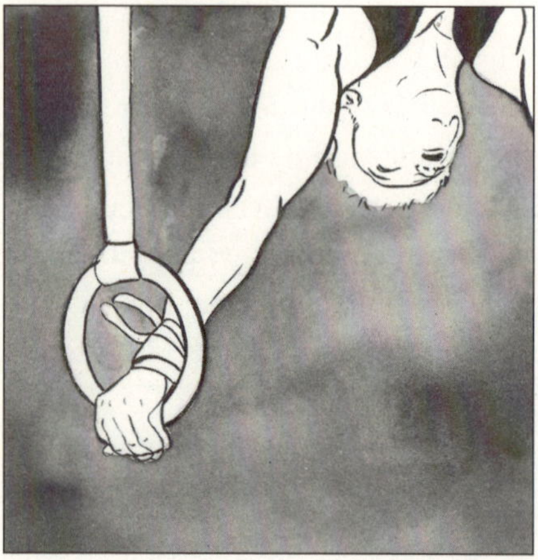

Zu diesen Sportarten zählen zum Beispiel Hochsprung, Laufen (Kurzstrecken), Mehrkampf (Leichtathletik), Schwimmen, Ski-Alpin, Ski-Springen, Stabhochsprung, Turnen, Weitsprung, Wurf- und Stoßdisziplinen.

Bei diesen Sportarten werden sowohl Kraft als auch Schnelligkeit gefordert. Wenn der zu überwindende Widerstand groß ist, steht der Faktor Kraft im Vordergrund, ist der sportspezifische Widerstand niedriger, spielt die Schnelligkeit die größere Rolle. Neben dem Zusammenspiel von Kraft und Schnelligkeit sind optimale Koordination und optimale Konzentration von wesentlicher Bedeutung.

Die wichtigsten ernährungsabhängigen Faktoren sind eine bedarfsgerechte Eiweißzufuhr bei ausreichender Kohlenhydratzufuhr. Will man die Entstehung von leistungsbegrenzendem Übergewicht vermeiden, muss die Ernährung fettarm ausgerichtet sein.

Spezielle Ernährungstipps, die sich bei den vom Institut für Sporternährung e.V., Bad Nauheim, betreuten Sportlern bewährt haben:

1. Die letzte Hauptmahlzeit vor dem Aktionstag sollte Eiweißträger in Kombination mit den bewährten vollwertigen Kohlenhydratlieferanten Teigwaren, Reis oder Kartoffeln enthalten. Ideal sind Mahlzeiten aus pflanzlichen Lebensmitteln wie Getreide und Kartoffeln mit fettarmen Milchprodukten oder Ei. Diese Speisen liefern hochwertiges Eiweiß und gleichzeitig komplexe Kohlenhydrate. Durch die Verbesserung der Eiweißqualität reduziert sich die benötigte Eiweißmenge. Dieser Einsparungseffekt kann für eine zusätzliche Kohlenhydratzufuhr genutzt werden, ohne die Kalorienzufuhr mit der Gefahr einer Gewichtszunahme zu erhöhen. Gleichzeitig wird die Menge der auszuscheidenden Stoffwechselprodukte und von Wasser verringert, was das Bestreben, mit gefüllten Flüssigkeitsdepots an den Start zu gehen, unterstützt.
2. An Wettkampftagen mit mehreren Starts sollten in den Pausen zwischen den Wettbewerben regelmäßig kleine Sport-Snacks und geeignete Sportgetränke verzehrt werden. Ein Teilausgleich der aufgetretenen Flüssigkeitsverluste kann so sofort vorgenommen werden und Leistungseinbußen verringern. Kohlenhydratreiche Sport-Snacks bringen einen Teil der verbrauchten Energien zurück. Obst, Trockenfrüchte, Sport- oder Müsli-Riegel, Vollkornbrot mit fettarmem Belag oder Konfitüre und Honig sind empfehlenswerte Sport-Snacks für den Sporttag. Bei diesen Zwischenmahlzeiten wird die Energiezufuhr fast ideal gesteuert: Zuerst erfolgt der Energieschub aus den schnell verfügbaren Kohlenhydraten. Diese sind aber schnell verbraucht. Dann liefern die komplexen Kohlenhydrate die Energie. Sie stehen zwar verzögert zur Verfügung, halten aber auch länger an.

Ernährungstipps für den Kraftsport

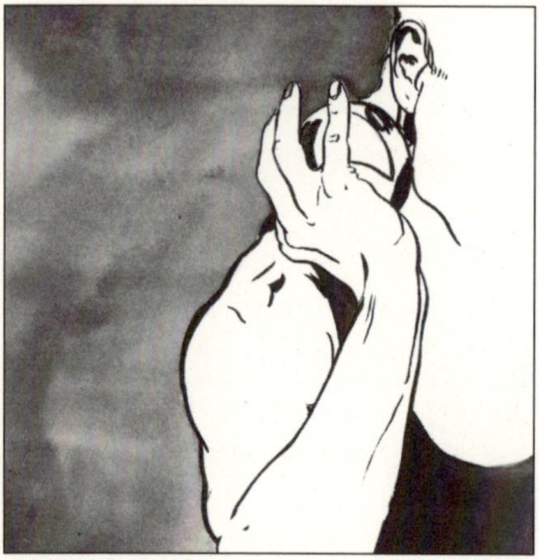

Zu diesen Sportarten gehören zum Beispiel Gewichtheben, Hammerwurf und Kugelstoßen. Hier kommt es auf die Entwicklung der Maximalkraft an. Diese geht meist mit einer Vergrößerung des Muskelquerschnitts einher. Bei Stoß- und Wurfdisziplinen, die zu dieser Sportartengruppe gerechnet werden, steht außerdem die Schnellkraft im Vordergrund.

In dieser Sportartengruppe wird im Training vor allem Wert darauf gelegt, die Muskelmasse zu vergrößern. Da die Muskulatur nur zu ca. 20 Prozent aus Eiweiß aufgebaut ist, kommt einer eiweißbetonten, aber nicht eiweißübertriebenen Ernährung, die den Stoffwechsel nicht unnötig belasten soll, eine besondere Bedeutung zu. Die Zufuhrempfehlung von 2,5–3,0 Gramm Eiweiß pro Kilogramm Körpergewicht pro Tag, die auch heute noch in vielen populärwissenschaftlichen Sport-Ernährungsbüchern veröffentlicht wird, konnte in keiner neueren Untersuchung bestätigt werden. Im Gegenteil – die Zufuhrempfehlungen wurden deutlich gesenkt: Inklusive eines entsprechenden Sicherheitszuschlages reichen selbst in der Muskelaufbauphase 1,8–2,0 Gramm Eiweiß pro Kilogramm Körpergewicht pro Tag vollkommen aus. Dieses ist, bei entsprechender Speiseplangestaltung, mit natürlichen Lebensmitteln möglich.

Spezielle Ernährungstipps, die sich bei den vom Institut für Sporternährung e.V., Bad Nauheim, betreuten Sportlern bewährt haben:

1. Bei der Auswahl von eiweißhaltigen Lebensmitteln wird der Purin-, Cholesterin- und Fettgehalt berücksichtigt. Dadurch kann die Zufuhr der stoffwechselbelastenden Inhaltsstoffe kontrolliert und begrenzt werden. Denn jede Sportkarriere sollte der Beginn einer Gesundheitskarriere sein. Eine zu hohe Zufuhr von Purinen kann beim Sportler bei entsprechender Veranlagung zu Gicht führen. Eine zu fetthaltige Kost kann die Entstehung von Fettstoffwechselstörungen und Arteriosklerose fördern.
2. Auf die regelmäßige Zufuhr kohlenhydratreicher Lebensmittel wird besonderer Wert gelegt. Bei den Belastungen mit Maximalkraft in Training und Wettkampf werden die energieliefernden Phosphatverbindungen rasch verbraucht. Diese müssen möglichst schnell wieder zur Verfügung gestellt werden. Das geht am besten bei gefüllten Glykogendepots. Deshalb gehören in den Speiseplan des Kraftsportlers täglich komplexe Kohlenhydrate aus Nudeln, Reis, Kartoffeln, Vollkornbrot, Müsli, Obst und Gemüse.

Ernährungstipps für den Kampfsport

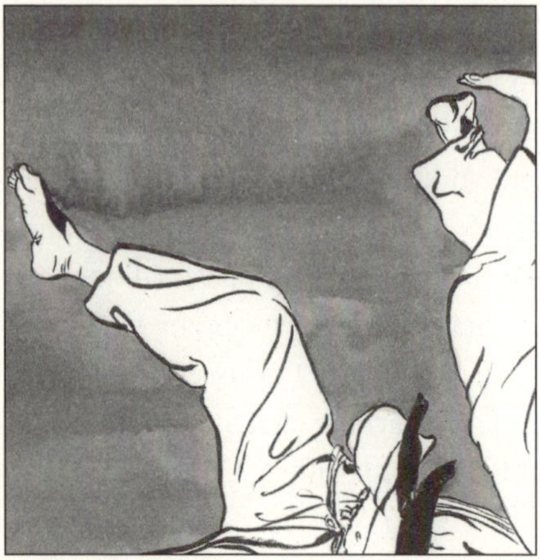

Zu diesen Sportarten gehören zum Beispiel Boxen, Judo, Karate, Ringen und Taekwondo.

Charakteristisch für Kampfsportarten ist, dass gleichermaßen Schnellkraft, Kraft und Ausdauer trainiert werden. Während des Wettkampfes typisch sind extrem hohe intervallartige Belastungsspitzen, sodass die Energiegewinnung ohne Sauerstoff erfolgt. Energie wird aus den Phosphatverbindungen sowie über den Abbau des Glykogens zur Milchsäure gewonnen. Ein komplettes Auffüllen der Glykogenspeicher durch eine kohlenhydratreiche Ernährung ist nicht notwendig, da dies ein aufgrund der gleichzeitigen Wassereinlagerung erhöhtes Körpergewicht bedeuten würde. Da die Wettkämpfe im Kampfsport meist nur wenige Minuten andauern, können selbst wenig gefüllte Glykogenspeicher ausreichend Energie nachliefern. Dieses Ernährungsprinzip ist jedoch bei den Kampfsportarten noch nicht genug bekannt, da man sich zu sehr auf eiweißreiche Kraftkost konzentriert hat.

Hinzu kommt, dass in diesen Sportarten häufig zur Verbesserung der Wettkampfchancen „Gewicht gemacht" wird, um in der nächstniedrigeren Gewichtsklasse starten zu können. Nicht selten wird versucht, innerhalb weniger Tage mehrere Kilogramm an Körpergewicht zu verlieren. Dabei wird überwiegend Wasser ausgeschwitzt (Abkochen). Der Wasserentzug (Dehydration) wird durch eingeschränkte Flüssigkeitsaufnahme, kombiniert mit Saunagängen, Training in warmer Trainingsbekleidung, Nulldiät und Einnahme von Diuretika (Doping!) und Abführmitteln erreicht. Die Folgen sind Bluteindickung, eine noch schlechter durchblutete Muskulatur und eine unökonomische Herzarbeit. Der hervorgerufene Mineralstoffverlust, insbesondere an Kalium und Magnesium, beeinträchtigt Nerven- und

Muskelerregbarkeit. Muskelkrämpfe und Herzrhythmus-Störungen treten vermehrt auf. Bei Ringern verbleiben bei nationalen Wettkämpfen zwischen Wiegen und Wettkampf maximal 1 Stunde. Dieser Zeitraum ist zu gering, um die Defizite vollständig auszugleichen. Neben der notwendigen Flüssigkeitszufuhr in Form von Fruchtsäften (Johannisbeer- oder Orangensaft), verdünnt mit magnesiumreichem Mineralwasser im Verhältnis 2:1, sind Mineralgetränke und Zwieback empfehlenswert. Generell sollte eher mit Hungergefühl als mit vollem Magen auf die Matte gegangen werden.
Bei internationalen Wettkämpfen verstreichen zwischen Wiegen und Wettkampf 3–4 Stunden. Hier kann ein Teilausgleich der Defizite angestrebt werden. Empfehlenswerte Lebensmittel sind Fruchtsaft (Johannisbeer- oder Orangensaft) verdünnt mit magnesiumreichem Mineralwasser, Mineralgetränke, Toast, Bananen, Trockenfrüchte, Milchreis. Es ist darauf zu achten, dass die Lebensmittel leicht verdaulich sind und möglichst wenig Fett enthalten. Ein Ausprobieren im Training ist unbedingt notwendig, da Aufregung und Nervosität vor dem Wettkampf die Verdauung und die Verdauungszeit negativ beeinflussen können.
Generelles Ziel in jeder Kampfsportart sollte es sein, ein optimales Gewicht-Kraft-Verhältnis zu erreichen. Dabei muss häufig überflüssiges Fett abgebaut werden, nicht aber antrainierte Muskelmasse. Hier kann eine ausgewogene Reduktionsdiät, kombiniert mit Ausdauersport in der Saisonvorbereitung, den Grundstock für einen erfolgreichen Saisonverlauf legen. In dieser Phase sollte sich der Sportler nicht nur mindestens zweimal wöchentlich wiegen, sondern auch den Körperdepotfettanteil regelmäßig kontrollieren, sodass vor Saisonbeginn rechtzeitig mit dem Abnehmen begonnen werden kann. Über das Gewichtmachen in letzter Minute sollte auf keinen Fall mehr als 2–3 kg, bei Jugendlichen maximal 1 kg verloren werden.

Tipp: Salz- und zuckerhaltige Lebensmittel wie Konserven, Wurst, insbesondere geräucherte und gepökelte Wurstsorten, Hartkäse und Saucen sollten 1–2 Tage vor dem Wettkampf nicht in größeren Mengen verzehrt werden, da sie durch den hohen Natriumgehalt viel Wasser im Körper binden. Empfehlenswert sind alle kaliumreichen Lebensmittel wie frisches Obst, Gemüse, Trockenfrüchte und Reis. Kaliumreiche Lebensmittel fördern die Wasserausscheidung und verhindern eine unnötige Wasseranreicherung im Körper.

Ernährungstipps für den Spielsport

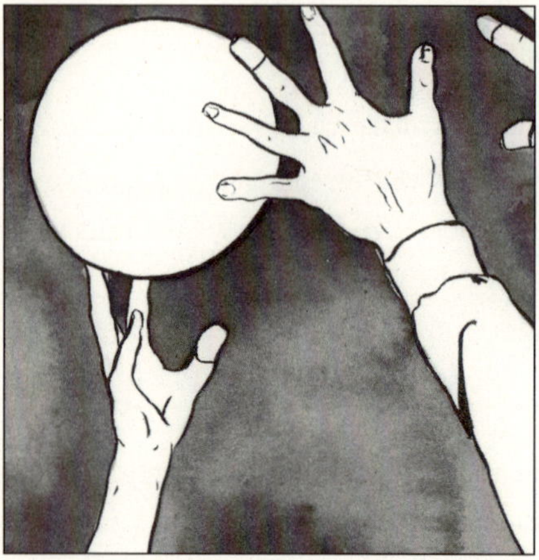

Zu den Spielsportarten gehören Tennis, Squash, Fußball, Handball, (Beach-)Volleyball, Basketball, Tischtennis, Eishockey und Badminton.

Diese Sportarten zeichnen sich durch die gleichzeitig auftretenden unterschiedlichen extremen Belastungsformen aus. Sprintfähigkeit und ein hohes Maß an Ausdauer werden verlangt, um zum Beispiel ein ganzes Match auf möglichst hohem Niveau durchspielen zu können. Gleichzeitig sind Koordination und Konzentration gefordert.

Zu den wichtigsten ernährungsabhängigen Faktoren gehört eine kohlenhydratbetonte Ernährung zum Aufbau einer möglichst großen Glykogenreserve.

Spezielle Ernährungstipps, die sich bei den vom Institut für Sporternährung e.V., Bad Nauheim, betreuten Sportlern bewährt haben:

1. Die letzte größere kohlenhydratreiche Mahlzeit sollte 2–4 Stunden vor Beginn eingenommen werden, um Übelkeit während des Spieles zu vermeiden und nicht viel Blut für die Verdauung abstellen zu müssen. Wenn mit einer vollwertigen, kohlenhydratreichen Ernährung in den Tagen vor dem Sport die Glykogenspeicher optimal gefüllt wurden, kann am Sporttag selber im Zweifelsfall lieber weniger als zu viel gegessen werden.
2. Besonders bei Sportbeginn am Morgen sollte das Abendessen am Vortag kohlenhydratreich sein, da dann das Frühstück am Spieltag spärlicher ausfallen darf, z. B. eine Scheibe (Vollkorn-)Brot mit Honig oder ein Joghurt mit Müsli.

3. Nicht nur bei zu erwartenden hohen Außentemperaturen ist es wichtig, bereits vor Sportbeginn viel zu trinken. Während des Sportes ist es nicht immer möglich, das gesamte ausgeschwitzte Wasser zu ersetzen. Im Tagesrhythmus zu den Mahlzeiten sollten bis zu 2 Liter getrunken werden. Etwa eine Viertelstunde vor Sportbeginn kann bis ¼ Liter nicht zu kaltes Mineralwasser in kleinen Schlucken getrunken werden.
4. Wenn sich der Sportbeginn verzögert, zum Beispiel da ein anderes Spiel auf demselben Tennisplatz länger als geplant dauert, sollten kleine, leicht verdauliche, kohlenhydrathaltige Zwischenmahlzeiten wie Obst, Trockenfrüchte, Sport- oder Müsliriegel, Vollkornkekse und Brot eingenommen werden, um den Blutzuckerspiegel konstant zu halten. Vorsicht jedoch vor versteckten Fetten in süßen Snacks. Fett verzögert die Freisetzung der Kohlenhydrate und kann den Magen belasten.
5. In den Pausen sollte den Verlusten entsprechend getrunken werden. Da der Schweiß im Vergleich zum Blut weniger Mineralstoffe enthält, kommt es durch das Schwitzen zu einer relativen Anreicherung an festen Bestandteilen im Blut. Das Blut wird „dickflüssiger“. Der Stoffaustausch zwischen den Körperzellen ist in dieser Situation beeinträchtigt. Die Leistungsfähigkeit lässt nach. Deshalb sollte mit der Aufnahme geeigneter Getränke das Blut schnellstmöglich wieder „verflüssigt“ werden. Hierbei spielt die Magenverweilzeit der Getränke eine entscheidende Rolle. Das Getränk, das am schnellsten dem Organismus zur Verfügung steht, ist in dieser Situation zu bevorzugen. Ein zu hoher Kohlensäure- oder Zuckergehalt sowie eine hohe Getränke-Temperatur verzögern die Magenentleerung. Getränke mit einem osmotischen Druck von etwa 300 mosmol, wie Mischungen aus Fruchtsaft mit Mineralwasser im Verhältnis 1:3 bis 1:1, verlassen den Magen fast genauso schnell wie Wasser.
6. Wenn an einem Tag mehrere Tennisspiele zu absolvieren sind oder das Match mehr als drei Sätze dauert, sollten in der Pause kleine Sport-Snacks wie eine Banane, 1 bis 2 Brötchenhälften mit süßem Belag oder kohlenhydrathaltige Mineralgetränke eingenommen werden.

Ernährungstipps für den Konzentrationssport

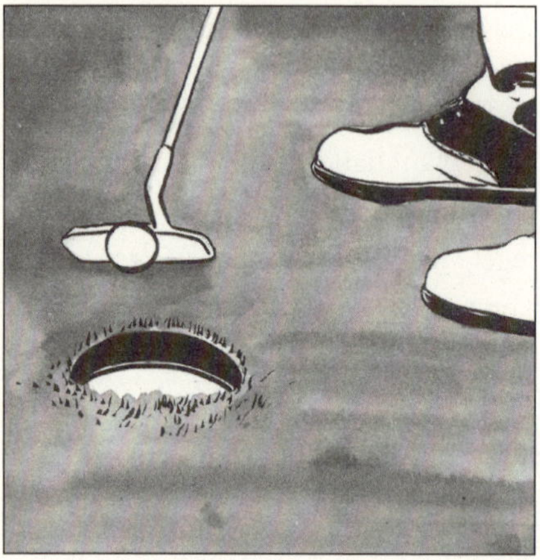

Zu diesen Sportarten zählen Motorsport, Golf, Schießen, Bogenschießen, Bowling und Schach.

Eines haben diese Sportarten gemeinsam: Die sportartspezifischen Anforderungen an mentale Fitness, Konzentrations- und Koordinationsfähigkeit werden unterschätzt und oft belächelt, solange diese Sportarten nicht selbst betrieben werden.

So liegen zum Beispiel die Belastungen des Golfers im ausdauerorientierten Bereich. Zudem erfordert jeder Schlag ein Höchstmaß an Konzentration und Koordination. Golf verbraucht oftmals mehr Energie, als der Golfer selbst glaubt. Der Golfer, der 18 Löcher in etwa vier Stunden absolviert, verbraucht rund 1.000 kcal, vorausgesetzt, er fährt nicht mit dem Elektrokarren über den Platz. Das Konzentrationsvermögen von guten Golfern ist vergleichbar mit dem von Schachspielern. Mehr als in allen anderen Sportarten entscheidet ein einziger Fehler, vielleicht erst beim letzten Einputten, über Sieg oder Niederlage.

Die vier erfolgreichen Ernährungsregeln für alle Konzentrationssportler:

1. Essen Sie besonders vor dem Wettkampf kohlenhydratreich und sorgen Sie so vor allem für einen gefüllten Leber-Glykogenspeicher zur Stabilisierung des Blutzuckerspiegels. Dies ist am einfachsten durch ein kohlenhydratreiches Abendessen am Vorabend und ein kohlenhydratreiches Frühstück zu erreichen. Geeignet sind alle Gerichte aus dem Rezeptteil (ab Seite 107), die mit dem Symbol Ⓦ gekennzeichnet sind, zum Beispiel Ofenkartoffeln mit Joghurt-Schnittlauch-Füllung oder Bratlinge aus Bulgur und Kichererbsen. Wenn Sie am Vorabend auswärts essen, soll-

ten Sie ein Restaurant auswählen, das ihre bevorzugten Grundnahrungsmittel auf der Speisekarte stehen hat. Italienische Restaurants führen natürlich immer jede Menge Teigwarengerichte, indische und chinesische Restaurants sind auf Reis, köstliche Gemüsegerichte und fettarme Fladenbrote spezialisiert. All das sind Speisen, die viele wertvolle Kohlenhydrate liefern. Am wenigsten falsch machen können Sie jedoch in vegetarischen Restaurants. Diese Gerichte sind bei fettarmer Zubereitung durch den hohen Anteil an pflanzlichen Lebensmitteln kohlenhydratreich und somit als Vorabendkost ideal. Wenn kein geeignetes Restaurant in der Nähe ist, können Sie auch in jeder Gastronomie die Menge der Beilagen verdoppeln (dabei bitte auf Pommes, Kroketten und fettreiche Saucen verzichten) und den Fleisch-, Fisch- oder Geflügelanteil halbieren lassen. Wenn Sie dann noch als Vorspeise einen Salat und als Dessert frisches Obst bestellen, haben Sie eine geeignete Vorwettkampfkost.

2. Achten Sie auf eine geringe Zufuhr gesättigter Fette, denn zu viel Fett in der Nahrung wirkt leistungsmindernd. Besonders die versteckten Fette in der Wurst und im Käse sollten Sie reduzieren. Dies ist ein entscheidender Beitrag zu mehr Wohlbefinden.
3. Gleichen Sie, beim Training wie beim Wettkampf, Ihre Flüssigkeits- und Mineralstoffverluste schnellstmöglich aus, zum Beispiel durch eine Sport-Schorle aus calcium- und magnesiumreichem Mineralwasser mit Obst- und Gemüsesaft im Verhältnis 2:1 bis 1:1 oder durch Mineralgetränke auf Milch- oder Fruchtsaftbasis.
4. Sorgen Sie durch geeignete Zwischenmahlzeiten und Sport-Snacks für einen kontinuierlichen Energienachschub. Hierdurch kann ein ernährungsbedingtes Nachlassen der Konzentrations- und Koordinationsfähigkeit vermieden werden. Sehr gut geeignet sind alle im Rezeptteil aufgeführten Sport-Snacks sowie Getränke und Zwischenmahlzeiten, die mit dem Symbol (R) gekennzeichnet sind.

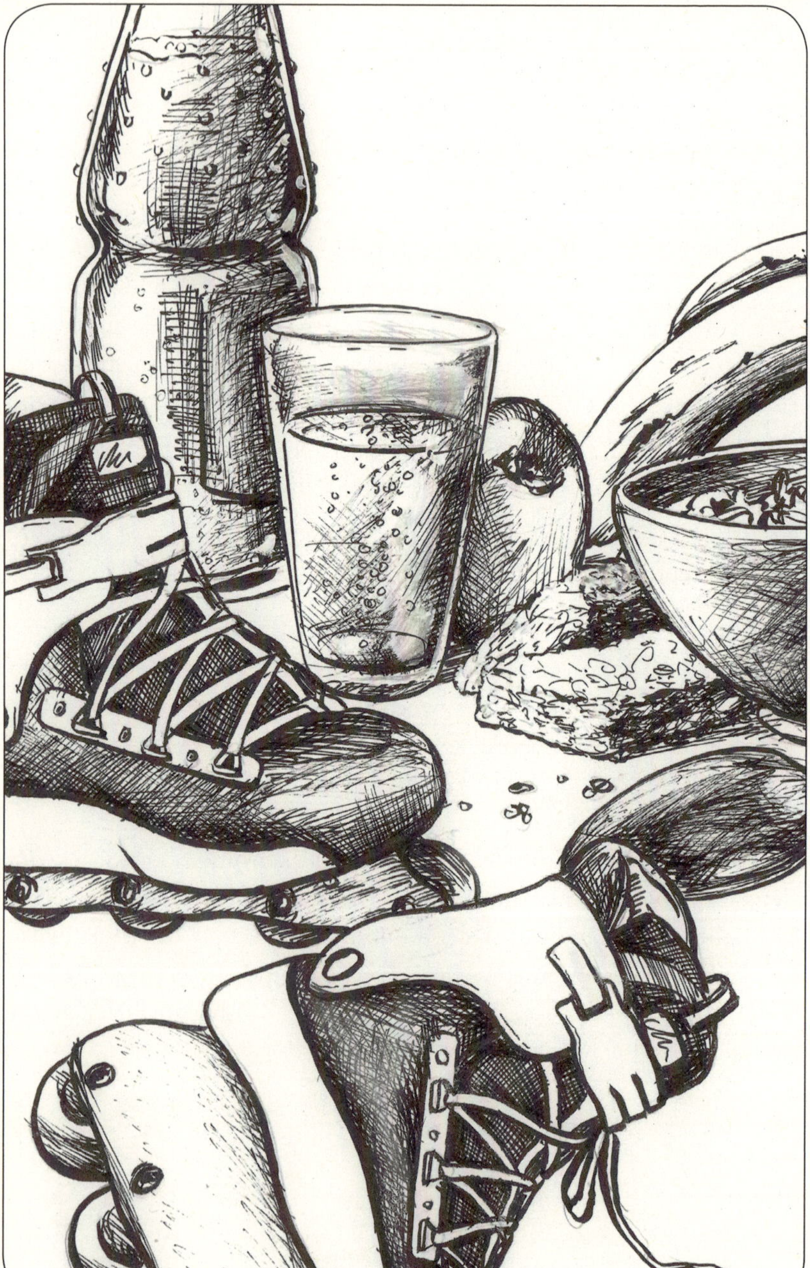

Fit mit Appetit

Die folgenden Rezepte sind als Bestandteile einer vollwertigen Sporternährung gut geeignet.
Bei den Rezepten ist jeweils angegeben, für wie viele Personen bzw. Portionen sie berechnet sind.
Die Nährwertangaben beziehen sich, soweit nicht anders angegeben, jeweils auf eine Person bzw. Portion.
Der Vitamin- und Mineralstoffgehalt ist bei den Rezepten dann angegeben, wenn er einen relevanten Beitrag zur Deckung des Tagesbedarfs darstellt.
Die Prozentangaben bei den Nährwerten beziehen sich auf die Gesamtheit der verzehrten Kalorien, z. B. bedeutet die Angabe „50 %“ bei „Kohlenhydrate“, dass die Hälfte der aufgenommenen Kalorien in einem Rezept in Form von Kohlenhydraten zugeführt wird. Diese Informationen sind bei der Einhaltung der Ernährungsempfehlungen hilfreich.

Einige Rezepte sind mit Symbolen gekennzeichnet.
Es bedeuten:

(W) besonders geeignet zur Wettkampfernährung

(R) besonders geeignet zur Ernährung in der Regenerationsphase

Abkürzungen:

Rezepte:

TL	Teelöffel
EL	Esslöffel
MSP	Messerspitze

Nährwertangaben:

Ca	=	Calcium	K	=	Kalium
Fe	=	Eisen	Mg	=	Magnesium
J	=	Jod	P	=	Phosphor

__Für 4 Personen:__
8 EL Weizenschrot
Buttermilch oder Wasser
1 Banane, 2 Äpfel (oder anderes Obst)
1 Becher Sahne-Dickmilch oder Joghurt
4 TL ungeschwefelte Rosinen
4 TL Sanddorn
4 TL Leinsamen oder Nüsse
Honig nach Geschmack

W R

kcal	*302*
kJ	*1265*
Eiweiß	*10 g/14%*
Fett	*6 g/18%*
KH	*50 g/68%*
Mineralstoffe:	*Ca, K, Mg, P, Fe*
Vitamine:	*A, B, C*

pro Portion

Grundrezept: Frischkorn-Müsli

Geschrotetes Getreide ist die Grundlage des Frischkornmüslis. Vor dem Verzehr muss es mit etwas Flüssigkeit (Wasser oder Kefir oder Buttermilch) verrührt werden und am besten über Nacht abgedeckt im Kühlschrank quellen. Anstatt Getreideschrot können auch gekeimte Körner verwendet werden.

Weizenschrot in einer Schüssel mit Buttermilch oder Wasser über Nacht einweichen. Obst schälen und in Stücke schneiden. Mit Dickmilch oder Joghurt, Rosinen, Sanddornsaft und dem eingeweichten Schrot mischen.

Das Müsli mit Leinsamen oder Nüssen bestreuen, mit einigen Früchten garnieren. Eventuell mit Honig süßen.

Knusperfrühstück

Für 4 Personen:
- *7 EL Haferflocken*
- *6 EL ganze geschälte Mandeln*
- *3 EL Sonnenblumenkerne*
- *3 EL Sesam, Jodsalz*
- *2 TL Sonnenblumenöl*
- *150 g Rosinen*
- *10 Datteln*
- *2 TL Honig*
- *abgeriebene Schale einer Orange*
- *Joghurt oder Milch nach Geschmack*

Haferflocken, Mandeln, Sonnenblumenkerne und Sesam mit einer Prise Jodsalz und Sonnenblumenöl gut vermischen und auf einem Backblech im vorgeheizten Backofen ca. 15 Minuten rösten, dann abkühlen lassen.

In einer Schüssel Rosinen, gehackte Datteln, Honig und Orangenschale mischen, die Haferflockenmasse zu den Trockenfrüchten geben. Zum Servieren portionieren und mit Joghurt oder Milch anrichten.

kcal	505
kJ	2117
Eiweiß	18 g/14%
Fett	23 g/41%
KH	54 g/45%
Mineralstoffe:	Ca, K, Mg, P, Fe, J
Vitamine:	B, E

pro Portion

Kräuter-Tomatenfrühstück

Für 4 Personen:
250 g Quark (20 % Fett)
Jodsalz
frisch gemahlener Pfeffer
1 Bund Schnittlauch
4 Scheiben Vollkornbrot
4 Tomaten
1 Schälchen Kresse

W R

kcal	217
kJ	909
Eiweiß	14 g/26%
Fett	4 g/17%
KH	31 g/57%
Mineralstoffe:	K, Mg, Fe
Vitamine:	A, B, C

pro Portion

Quark mit Salz und Pfeffer würzen und den fein geschnittenen Schnittlauch unterheben. Das Vollkornbrot mit dem Quark bestreichen und mit den in Scheiben geschnittenen Tomaten belegen. Mit fein geschnittener Kresse bestreuen.

Karottenquark

Für 4 Personen:
250 g Quark (20% Fett)
⅛ l Buttermilch
Saft von ½ Zitrone
250 g Karotten
2 EL Walnüsse
3 EL Sanddorn
1 EL Honig
Jodsalz, Pfeffer
Petersilie

Quark mit Buttermilch und Zitronensaft verrühren. Karotten waschen, schaben und fein hacken. Die gehackten Nüsse und Karotten unter den Quark heben und mit Sanddorn, Honig, Salz und Pfeffer würzen. Mit Petersilie bestreuen.

W R

kcal	179	Mineralstoffe:	
kJ	750	Ca, K, Mg, P, Fe	
Eiweiß	11 g/24%	Vitamine:	A, C, E
Fett	8 g/40%		
KH	16 g/36%		

pro Portion

Frischkorn-Müsli

Für 4 Personen:
3 EL Weizen
3 EL Hafer
3 EL Gerste
2 Äpfel
3 EL Leinsamen
½ l reine Buttermilch
2 TL Sanddorn
1 EL Sonnenblumenkerne

Weizen, Hafer und Gerste schroten, mit der Buttermilch verrühren und über Nacht im Kühlschrank quellen lassen. Äpfel klein schneiden und unter den Brei mischen. Ebenso den Leinsamen unterheben. Mit Sanddorn abschmecken und mit den Sonnenblumenkernen bestreuen.

W R

kcal	244
kJ	1025
Eiweiß	11 g/18%
Fett	6 g/24%
KH	34 g/58%
Mineralstoffe:	Ca, K, Mg, P
Vitamine:	B

pro Portion

Apfel-Müsli

Für 2 Personen:
1 roter u. 1 grüner Apfel
⅛ l Apfelsaft
7 EL Haferflocken
1 EL Honig
125 g Joghurt
2 EL Sonnenblumenkerne
2 EL Rosinen
2 TL Ahornsirup

Geviertelte und grob gehackte Äpfel mit Apfelsaft vermischen, Haferflocken und Honig hineinrühren. Joghurt, Sonnenblumenkerne und Rosinen dazugeben. Portionieren und jede Portion mit 1 TL Ahornsirup übergießen.

W R

kcal	229
kJ	964
Eiweiß	9 g/11%
Fett	11 g/31%
KH	46 g/58%
Mineralstoffe:	Ca, K, Mg, Fe, P
Vitamine:	B, C, E

pro Portion

Brokkoliroulade mit gedünsteten Rübchen

Für 4 Personen:
1 EL Sonnenblumenöl
3 Zwiebeln
3 Tomaten
Basilikum
300 g Brokkoli
30 g Butter oder Margarine
60 g Weizen-Vollkornmehl
160 ml Milch
Jodsalz
Muskat
3 Eier
40 g körniger Frischkäse
350 g weiße Rübchen
3 EL Haferflocken

R

kcal	*314*
kJ	*1317*
Eiweiß	*15 g/21%*
Fett	*16 g/48%*
KH	*23 g/31%*
Mineralstoffe:	*Ca, J, Mg, Fe*
Vitamine:	*A, B, E*

pro Portion

Aus Öl, einer feingehackten Zwiebel und abgezogenen Tomaten ein dickes Mus kochen und mit Basilikum würzen. Brokkoli kurz dämpfen und fein hacken. Butter erhitzen, das Mehl dazugeben und die Milch nach und nach unterrühren. Auskochen lassen und mit wenig Salz und Muskat würzen. Die Sauce abkühlen lassen. Eier trennen und das Eigelb unterrühren. Brokkoli und geschlagenes Eiweiß unterheben und die Masse auf ein mit Pergamentpapier belegtes Backblech streichen. Bei 180 °C ca. 20 Minuten backen. Auf ein Küchentuch stürzen und das Papier abziehen. Mit dem warmen Tomatenmus bestreichen, mit frischem Basilikum bestreuen und alles zusammenrollen. Mit dem Frischkäse bestreichen und überbacken.

Zwiebelwürfel in etwas Öl anschwitzen und die Rübchen dünsten. Mit Haferflocken bestreuen. Die Brokkoliroulade in Scheiben schneiden und mit den Rübchen servieren.

Gemüse-Eintopf auf provençalische Art

Für 4 Personen:
600 g Kartoffeln
2 TL Olivenöl
2 Fleischtomaten
2 Stangen Lauch
1 Zwiebel
2 TL gehackter Thymian
3 Lorbeerblätter
1 Salbeiblatt
½ Schale einer unbehandelten Orange
1 g Safran
600 ml Wasser
300 ml trockener Weißwein
90 g Vollkornnudeln (Rohgewicht 30 g)
250 g Zucchini
1 Paprikaschote
1 TL Jodsalz
frisch gemahlener Pfeffer

Kartoffeln schälen, in 2 cm große Stücke schneiden und bissfest kochen. Olivenöl erhitzen und abgezogene, in 1 cm große Stücke geschnittene Tomaten zusammen mit Lauch- und Zwiebelscheiben, Thymian, Lorbeer und Salbei etwa 5 Minuten im Öl anschwitzen. In feine Streifen geschnittene Orangenschale, Safran, Wasser und Wein dazu geben und alles zum Kochen bringen. Nudeln hinzufügen und etwa 5 Minuten mitkochen. Dann Kartoffeln, Zucchinischeiben, Paprikawürfel und Salz unterheben und weitere 5 Minuten garen. Mit frisch gemahlenem Pfeffer abschmecken.

kcal	*372*
kJ	*1557*
Eiweiß	*8 g/9%*
Fett	*9 g/21%*
KH	*50 g/55%*
Alkohol:	*7,3 g = 15%*
Mineralstoffe:	*K, Mg, P, Fe, J*
Vitamine:	*A, B, C, E*

pro Portion

Thymian-Reisbällchen auf Tomatengemüse

Für 4 Personen:
200 g Vollkornreis (70 g Rohgewicht)
80 g Haferflocken
50 g geriebener Parmesan
2 Eier
Butter oder Öl zum Braten
2 Zwiebeln
2 EL Olivenöl
500 g Tomaten
Jodsalz, Pfeffer
2 Knoblauchzehen
1 TL Thymian

R

kcal	*312*
kJ	*1304*
Eiweiß	*13 g/17%*
Fett	*16 g/46%*
KH	*29 g/37%*
Mineralstoffe:	*K, Mg, P*
Vitamine:	*A, B, E*

pro Portion

400 ml Wasser zum Kochen bringen, Reis einstreuen, etwa 30 Minuten bei niedriger Temperatur gar kochen und anschließend ausquellen lassen. Reis mit Haferflocken, Parmesan und Eiern vermischen. Aus der Reismasse Bällchen formen und in Butter goldbraun braten. Zwiebeln in Würfel schneiden und in Olivenöl dünsten. Tomaten zerkleinern und mit Salz, Pfeffer und Knoblauchzehen zu den Zwiebeln geben und mit dünsten. Mit Thymian würzen. Reisbällchen auf dem Gemüse servieren.

Ofenkartoffeln mit Joghurt-Schnittlauch-Füllung

Für 4 Personen:
4 große Kartoffeln (etwa 1 kg)
2 Gemüsezwiebeln
200 g Joghurt
½ TL Jodsalz
Pfeffer aus der Mühle
1 Bund Schnittlauch

W R

kcal	267
kJ	1118
Eiweiß	8 g/12%
Fett	2 g/7%
KH	53 g/81%
Mineralstoffe:	Ca, K, Mg, P, Fe, J
Vitamine:	A, B, C

pro Portion

Backofen auf 200 °C vorheizen. Gewaschene Kartoffeln etwa 60 Minuten und halbierte ungeschälte Zwiebeln etwa 45 Minuten auf mittlerer Schiene garen.
Die Zwiebeln abkühlen lassen, schälen und grob hacken. Die gegarten Kartoffeln halbieren und aushöhlen. Ca. 1 cm Rand stehen lassen. Die Kartoffelmasse zerdrücken und mit Joghurt, Salz, Pfeffer, Schnittlauchröllchen und den gehackten Zwiebeln vermischen. Diese Masse in die ausgehöhlten Kartoffeln geben und noch einmal für etwa 15 Minuten in den Backofen schieben.

Bratlinge aus Bulgur und Kichererbsen

Für 4 Personen:
250 g Kichererbsen
125 g Bulgur
2 EL Sesam
4 EL Joghurt (1,5% Fett)
1 kleine Zwiebel
1 Knoblauchzehe
4 EL gehackte Minze
4 EL gehackte Petersilie
Saft von 1 Zitrone

W R

kcal	368
kJ	1543
Eiweiß	19 g/20%
Fett	7 g/17%
KH	57 g/63%
Mineralstoffe:	Ca, K, P, Fe
Vitamine:	A, B, C, E

pro Portion

Kichererbsen über Nacht einweichen. Abgießen und mit etwa 2 l Wasser zum Kochen bringen. Kichererbsen etwa 1 Stunde köcheln lassen (im Schnellkochtopf 30 Minuten). Bulgur in warmem Wasser 30 Minuten einweichen und anschließend abtropfen lassen. Kichererbsen gut abtropfen lassen und mit Sesam in der Küchenmaschine pürieren. In einer Schüssel mit Bulgur, Joghurt, gewürfelter Zwiebel, zerriebener Knoblauchzehe und allen übrigen Zutaten gut vermischen. 8 Bratlinge formen und 1 Stunde kühl stellen. Ofen auf 200 °C vorheizen. Die Bratlinge auf dem Backblech etwa 8 Minuten im Ofen garen.

Für 4 Personen:
500 g mehlige Kartoffeln
1 Zwiebel
2 Bund Schnittlauch
50 g Butter
200 g grob gemahlene Gerste
3 Eigelb
Jodsalz, Muskat
1 kg Spinat
Pfeffer aus der Mühle
¼ l Sahne-Dickmilch
500 g Tomaten

R

kcal	*638*
kJ	*2669*
Eiweiß	*22 g/15%*
Fett	*22 g/32%*
KH	*82 g/53%*
Mineralstoffe:	*K, Mg, P, Fe, J*
Vitamine:	*A, B, C*

pro Portion

Gerstenknödel auf Spinat

Kartoffeln kochen und gut auskühlen lassen, pellen und durch die Kartoffelpresse geben. Zwiebel fein würfeln und Schnittlauch fein schneiden. Die Zwiebel in der Butter dünsten. Zwiebel, Schnittlauch, Gerste und Eigelb unter die Kartoffelmasse kneten und mit Salz und Muskat würzen. Knödel formen und in siedendem Salzwasser etwa 10 Minuten garen. Den verlesenen und gewaschenen Spinat in ¼ l Wasser kochen und in der Flüssigkeit pürieren. Mit Salz, Pfeffer und Muskat würzen und die Sahnedickmilch unterziehen. Nicht mehr kochen! Die Tomaten schälen und fein würfeln. Zum Anrichten den Spinat mit den Tomatenwürfeln auf einen Teller geben und die Knödel darauf anrichten.

Vollkornnudeln mit Kräuterbutter und Käse

Für 4 Personen:
100 g frische Kräuter: Sauerampfer, Schnittlauch, Kerbel, Petersilie, Gänseblümchenblätter
1 Knoblauchzehe
Jodsalz
Pfeffer aus der Mühle
1 EL Zitronensaft
125 g Butter
1 gr. Zucchino (ca. 400 g)
1 gr. Karotte (ca. 200 g)
500 g Vollkornspaghetti
100 g Emmentaler

Die Kräuter waschen, abtrocknen und fein hacken. Die Knoblauchzehe fein hacken und mit etwas Salz fein zerreiben. Kräuter, Knoblauch, Pfeffer und Zitronensaft mit der weichen Butter verkneten. Mit einem Löffel Nocken ausstechen und kühl stellen. Zucchino und Karotte waschen, putzen und in feine Streifen schneiden. Spaghetti in reichlich Salzwasser kochen und 5 Minuten vor Ende der Kochzeit die Zucchini- und Karottenstreifen zugeben. In einem Durchschlag abtropfen lassen. Den Käse fein reiben. Die Spaghetti portionsweise anrichten. Darauf die Kräuterbutter und den geriebenen Käse geben.

kcal	*852*
kJ	*3568*
Eiweiß	*26 g/13%*
Fett	*36 g/40%*
KH	*98 g/47%*
Mineralstoffe:	*Ca, K, Mg, J*
Vitamine:	*A, B*

pro Portion

Tofu nach Sichuan-Art

Für 4 Personen:
600 g festen Tofu
2 Knoblauchzehen
1 Stück Ingwer
8 Frühlingszwiebeln
2 Paprikaschoten
200 g Chinakohl
3 EL Sonnenblumenöl
150 g Mungobohnenkeime
Jodsalz
2 TL Reisessig
1 EL Sherry
2 EL Sojasauce
100 ml Gemüsebrühe
1 ½ TL Reismehl
½ TL Cayennepfeffer
50 g Erdnusskerne

kcal	*446*
kJ	*1875*
Eiweiß	*18 g/16%*
Fett	*32 g/65%*
KH	*22 g/19%*
Mineralstoffe:	*K, Mg, P, Fe*
Vitamine:	*A, B, C, E*

pro Portion

Tofu in 2 cm große Würfel, Knoblauchzehen in Scheiben, Ingwer in feine Streifen, Frühlingszwiebeln in Scheiben, Paprikaschoten und Chinakohl in Streifen schneiden. Im Wok oder in einer großen Pfanne 2 TL Öl erhitzen und die Tofuwürfel darin nach und nach etwa 3 Minuten braten bis sie goldbraun sind. Auf Küchenkrepp legen. Das restliche Öl in die Pfanne geben, die Knoblauchscheiben zusammen mit den Ingwerstreifen und Zwiebelscheiben kurz braten. Dabei immer umrühren. Paprika, Bohnenkeime und Chinakohl dazugeben, nochmals kurz braten. Salz, Essig, Sherry, Sojasauce und Gemüsebrühe zufügen. Reismehl in 3 EL Wasser verrühren und untermischen. Alle Zutaten durchkochen und mit Cayennepfeffer abschmecken. Zum Schluss Erdnusskerne zugeben.

Salat aus Bohnenkeimen

Für 4 Personen:
60 g Kichererbsenkeime
80 g Pintobohnenkeime
80 g Mungobohnenkeime
4 EL gehackte Paprikaschoten
1 Knoblauchzehe
40 g Zwiebeln in feinen Scheiben
2 EL Basilikum
¼ TL Jodsalz, Pfeffer
2 EL Obstessig
1 EL Sojaöl
1 Salatkopf

Kichererbsen- und Pintobohnenkeime vermischen und in reichlich Wasser 5 Minuten blanchieren. Mungobohnenkeime dazugeben und etwa 2 Minuten blanchieren. Paprika, feingehackten Knoblauch, Zwiebeln, Basilikum, Salz, Pfeffer und den Essig vermischen. Das Öl zugeben und alles gut durchziehen lassen. Die Bohnenkeime mit der Mischung überziehen und ca. 1 Stunde kühl stellen. Auf den Salatblättern anrichten.

R

kcal	*105*
kJ	*439*
Eiweiß	*5 g/17%*
Fett	*4 g/37%*
KH	*12 g/46%*
Mineralstoffe:	*K, Mg, J*
Vitamine:	*A, B, C, E*

pro Portion

__Für 2 Personen:__
300 g Zucchini
2 Äpfel
1 TL Estragon
1 TL Sonnenblumenöl
1 EL Obstessig
1 Prise Salz
3 EL Orangensaft

kcal	*120*
kJ	*502*
Eiweiß	*3 g/10%*
Fett	*3 g/23%*
KH	*20 g/67%*
Mineralstoffe:	*K, J*
Vitamine:	*A, C, E*

pro Portion

Äpfel und Zucchini mit Estragon

Zucchini und Äpfel in feine Streifen schneiden, mit gehacktem Estragon vermischen. Aus den restlichen Zutaten eine Marinade anrühren und mit dem Salat vermischen. Kann sofort serviert werden.

Tofunaise

Tofu in Würfel schneiden und 10 Minuten in kaltem Wasser einweichen. Zusammen mit Joghurt, Eigelb und Senf im Küchenmixer glatt rühren. Sonnenblumenöl und Olivenöl unterrühren. Mit Weinessig, Salz und Pfeffer abschmecken.

Für 4 Personen:
125 g Tofu
125 g Joghurt
1 Eigelb
1 TL Senf
⅛ l Sonnenblumenöl
4 EL Olivenöl
2 EL Weinessig
½ TL Jodsalz
weißer Pfeffer

kcal	463
kJ	1948
Eiweiß	7 g/6%
Fett	48 g/93%
KH	2 g/1%
Mineralstoffe:	Ca, P, Fe
Vitamine:	A, E

pro Portion

Vinaigrette

Senf, Salz, Pfeffer und Weinessig vermischen. Unter kräftigem Rühren Sonnenblumenöl und Olivenöl dazugießen.

Für 4 Personen:
1 TL Senf
¼ TL Jodsalz
etwas Pfeffer
2 ½ EL Weinessig
2 ½ EL Sonnenblumenöl
2 ½ EL Olivenöl

kcal	232
kJ	973
Eiweiß	0 g/0%
Fett	25 g/100%
KH	0 g/0%
Vitamine:	A, E

pro Portion

Buttermilch-Dressing

Für 4 Personen:
⅛ l Buttermilch
1 MSP Cayennepfeffer
1 TL Honig
1 Schalotte
2 EL Zitronensaft

kcal	*25*
kJ	*105*
Eiweiß	*1 g/16%*
Fett	*0,1 g/4%*
KH	*5 g/80%*
Mineralstoffe:	*Ca*
Vitamine:	*A*

pro Portion

Buttermilch mit Cayennepfeffer, Honig und der fein gehackten Schalotte vermischen. Frisch gepressten Zitronensaft dazugeben und alles glatt rühren.

Knoblauch-Joghurt-Dressing

Für 4 Personen:
3 EL Sherry
2 Knoblauchzehen
1 ½ TL Senf
125 g Joghurt (1,5 % Fett)
1 EL Sahne-Dickmilch
weißer Pfeffer

kcal	*36*
kJ	*152*
Eiweiß	*2 g/22%*
Fett	*1 g/3%*
KH	*3 g/75%*
Mineralstoffe:	*Ca*
Vitamine:	*B*

pro Portion

Sherry mit zerriebenen Knoblauchzehen mit etwas Wasser in einem kleinen Topf zum Köcheln bringen, bis fast die ganze Flüssigkeit verdampft ist. Die Mischung in eine Schüssel geben und mit Senf, Joghurt, Sahne-Dickmilch und etwas Pfeffer verrühren.

Pumpernickel-Mousse mit Äpfeln

Die Gelatine in kaltem Wasser einweichen und in 150 ml warmem Wasser auflösen. Äpfel schälen und fein hacken. Die gehackten Äpfel, Frischkäse oder Joghurt, Buttermilch und Ahornsirup mit dem fein zerkrümelten Brot vermischen. Gelatinelösung mit 1 EL der Pumpernickel-Masse vermischen, danach den Rest unterheben. In Formen füllen und fest werden lassen.

Für 4 Personen:
4 Blatt Gelatine
150 ml Wasser
2 Äpfel
300 g körniger Frischkäse oder Joghurt
⅛ l reine Buttermilch
1 EL Ahornsirup
60 g Pumpernickel

R

kcal	157
kJ	658
Eiweiß	8 g/19%
Fett	4 g/21%
KH	24 g/60%
Mineralstoffe:	Ca, K, P, Fe
Vitamine:	A, B, E

pro Portion

Buchweizenquark mit Früchten

Buchweizen in 100 ml Wasser aufkochen und 20 Minuten ausquellen lassen. Joghurt, Zuckerrübensirup und 150 g Erdbeeren im Mixer pürieren. Restliche Erdbeeren grob hacken. Alles unter den Quark rühren.

Für 4 Personen:
50 g Buchweizen
50 g Naturjoghurt (20 % Fett)
2 EL Zuckerrübensirup
200 g Erdbeeren
250 g Quark

R

kcal	172
kJ	722
Eiweiß	11 g/23%
Fett	4 g/19%
KH	25 g/58%
Mineralstoffe:	Ca, Fe
Vitamine:	A, B, C

pro Portion

Vitamingelee

Für 4 Personen:
½ l Tomatensaft
8 Blatt Gelatine
¼ Salatgurke
1 Tomate
1 rote Paprikaschote
½ Knoblauchzehe
1 TL Dill
1 TL Schnittlauch
1 EL Zitronensaft
Jodsalz, Pfeffer

Tomatensaft erwärmen und die eingeweichte Gelatine darin auflösen. Salatgurke schälen, Tomate abziehen und beides in feine Würfel schneiden. Mit der in Würfel geschnittenen Paprika, der zerriebenen Knoblauchzehe, geschnittenem Dill und Schnittlauch sowie dem Zitronensaft mischen und in Förmchen füllen. Mit Salz und Pfeffer abschmecken. Im Kühlschrank erstarren lassen.

R

kcal	*44*
kJ	*184*
Eiweiß	*4 g/36%*
Fett	*0 g/ 0%*
KH	*7 g/64%*
Mineralstoffe:	*K, Mg, Fe*
Vitamine:	*A, B, C, E*

pro Portion

Grießflammerie mit Früchten

Für 4 Personen:
300 ml Milch
100 ml Wasser
1 EL Ahornsirup
geriebene Schale einer ungespr. Zitrone
40 g Vollkorngrieß
1 Ei
1 EL Trockenpflaumen
1 EL Rosinen

Milch und Wasser mit Ahornsirup und Zitronenschale zum Kochen bringen. Grieß einstreuen und ausquellen lassen. Das Ei trennen und das Eigelb in die noch heiße Masse einrühren. Eiweiß steif schlagen. In feine Würfel geschnittene Trockenpflaumen, Rosinen und Eiweiß vorsichtig unterheben. In Förmchen füllen und kühl stellen.

W R

kcal	*148*	*Mineralstoffe:*	
kJ	*620*		*Ca, K*
Eiweiß	*6 g/17%*	*Vitamine:*	*A, B, E*
Fett	*4 g/25%*		
KH	*21 g/58%*		

pro Portion

Weiße Gazpacho

Für 4 Personen:
500 g Weintrauben
2 Salatgurken
1 kl. Zwiebel
1 kl. Knoblauchzehe
¼ TL Jodsalz
¼ TL Pfeffer
500 g Joghurt (1,5 % Fett)

Die Weintrauben waschen und halbieren. Einige Traubenhälften als Garnitur zurückbehalten. Die übrigen Trauben im Mixer pürieren und durch ein Sieb streichen. Die Gurken schälen und in Stücke schneiden und mit dem Traubenpüree, der gehackten Zwiebel, dem Knoblauch, Salz und Pfeffer in den Mixer geben und durchmixen, bis die Zutaten fein zerkleinert sind. Das Püree in eine Schüssel geben und den Joghurt mit einem Schneebesen unterrühren. Etwa 1 Stunde kühl stellen und in vorgekühlten Tassen servieren. Mit den Traubenhälften garnieren.

W R

kcal	162
kJ	681
Eiweiß	5 g/14%
Fett	2 g/13%
KH	28 g/73%
Mineralstoffe:	Ca
Vitamine:	A, B, C

pro Portion

Hirsecreme mit Obst

Für 4 Personen:
⅛ l Milch (3,5 % Fett)
⅛ l Wasser
Jodsalz
echte Vanille
100 g Hirse
3 EL Joghurt
1 TL Honig
Zimt
100 g Obst

Milch und Wasser mit einer Prise Salz und der aufgeschnittenen Vanilleschote (als Ersatz Vanillepulver) aufköcheln. Vanilleschote entfernen. Die gewaschene Hirse zugeben, aufkochen lassen und zugedeckt am Herdrand ausquellen lassen (etwa 20 Minuten). Hirsebrei abkühlen lassen. Joghurt dazugeben und mit Honig und Zimt abschmecken. Auf Portionsschälchen verteilen und die zerkleinerten Früchte in die Mitte geben.

W R

kcal	142
kJ	592
Eiweiß	5 g/16%
Fett	2 g/15%
KH	24 g/69%
Mineralstoffe:	Ca, K, Mg, Fe
Vitamine:	C

pro Portion

Apfeltoast

Für 4 Personen:
4 Scheiben Vollkorntoast
4 Äpfel
2 EL Butter
2 EL Zitronensaft
3 EL Ahornsirup

kcal	*211*
kJ	*885*
Eiweiß	*3 g/5%*
Fett	*6 g/27%*
KH	*35 g/68%*
Mineralstoffe:	*K, Mg*
Vitamine:	*B*

pro Portion

Das Brot toasten. Äpfel schälen, Gehäuse entfernen und in dünne Scheiben schneiden. Butter in einer großen Pfanne zerlassen. Apfelscheiben hinzugeben und mit Zitronensaft und Ahornsirup begießen. Die Apfelstücke weich dünsten und fächerförmig auf den Toastscheiben verteilen. Mit dem zurückbehaltenen Pochierfond begießen und heiß servieren.

Grünkern-Bratling

Für 1 Person:
50 g Grünkern
100 ml Gemüsebrühe
15 g Petersilie
10 EL Haferflocken
Tomatenmark
Muskat, Senf
Pfeffer, Jodsalz
Oregano, Sojasauce

W R

kcal	*228*
kJ	*954*
Eiweiß	*9 g/16%*
Fett	*3 g/12%*
KH	*40 g/72%*
Mineralstoffe:	*K, Mg, Fe, J*
Vitamine:	*B*

pro Portion

Grünkern schroten. Die Brühe aufkochen lassen, den Grünkernschrot einstreuen, kurz erhitzen, dann bei mittlerer Hitze ausquellen lassen. Nach dem Abkühlen die restlichen Zutaten untermengen und den Teig mit den Gewürzen abschmecken. Einen großen oder zwei kleine Bratlinge formen und in einer beschichteten Pfanne ohne Fettzugabe von beiden Seiten knusprig braten.

Buttermilch-Knusperquark

Für 4 Personen:
4 Scheiben Vollkornzwieback
1 TL Zitronensaft
1 TL Ahornsirup
300 g Magerquark
200 ml reine Buttermilch
6 EL Rosinen
2 EL Leinsamen, geschrotet
4 EL Haferflocken
1 EL Haselnüsse

Vollkornzwieback in einer Schüssel zerbröseln, mit Zitronensaft beträufeln und mit Ahornsirup vermischen. Durchziehen lassen. Quark mit Buttermilch glatt rühren, Rosinen, Leinsamen und Haferflocken untermischen. Die Zwiebackmasse locker unterheben und das Ganze mit gehackten Nüssen bestreuen und servieren.

R

kcal	280
kJ	1172
Eiweiß	17 g/26%
Fett	8 g/25%
KH	33 g/49%
Mineralstoffe:	Ca, K, Mg, Fe
Vitamine:	B

pro Portion

Bananen-Kirsch-Creme

Für 4 Personen:
6 Blatt Gelatine
⅛ l Orangensaft
350 g Joghurt
400 g entkernte Sauerkirschen
2 Bananen
Ahornsirup

Blattgelatine in kaltem Wasser einweichen. Orangensaft vorsichtig erwärmen und die Gelatine darin auflösen. Joghurt, Kirschen und Bananen im Mixer pürieren. Den Orangensaft mit 2 EL der Joghurtmischung vorsichtig vermischen, danach den Rest unterrühren. Mit Ahornsirup abschmecken.
In vier Formen füllen und im Kühlschrank erstarren lassen.

W R

kcal	200
kJ	840
Eiweiß	6 g/13%
Fett	3 g/14%
KH	36 g/73%
Mineralstoffe:	Ca, Mg, K
Vitamine:	A, B, C

pro Portion

Dinkelbrötchen

Für 20 Brötchen:
600 g feines Dinkel-Vollkornmehl
80 ml warme Milch
80 ml warmes Wasser
50 g Hefe
2 TL Jodsalz
2 EL Honig
150 ml warme reine Buttermilch
100 g zerlassene Butter
etwas Zimt
abgeriebene Schale einer Zitrone
Eigelb zum Bestreichen

W R

kcal	*163*
kJ	*684*
Eiweiß	*5 g/12%*
Fett	*5 g/29%*
KH	*23 g/59%*
Mineralstoffe:	*Ca, K, Mg, P, Fe, J*
Vitamine:	*A, B, E*

pro Brötchen

Aus Dinkelmehl, Milch, Wasser und Hefe einen Vorteig zubereiten und etwa 60 Minuten an einem warmen Ort gehen lassen. Mit den übrigen Zutaten verkneten und nochmals 60 Minuten gehen lassen. Teig zu einer Rolle formen. In 20 gleiche Teile schneiden und zu länglichen Brötchen formen. Auf einem gefetteten Backblech zugedeckt etwa 30 Minuten gehen lassen und längs einschneiden. Mit dem Eigelb bestreichen und bei 220 °C etwa 20 Minuten backen.

Müslibrötchen

Für 12 Brötchen:
500 g Weizen-Vollkornmehl
30 g Hefe
1 EL Honig
350 ml Wasser
2 EL Sonnenblumenkerne
2 EL Sesam
2 EL Leinsamen
2 EL Kürbiskerne
2 TL Jodsalz
30 g Butter
100 g Rosinen
Fett fürs Blech

Aus 200 g Mehl, Hefe, Honig und lauwarmem Wasser einen Vorteig zubereiten und 30 Minuten an einem warmen Ort gehen lassen.
Die Samen und Körner auf einem Backblech im Ofen oder in einer Pfanne ohne Fett leicht rösten.
Den Vorteig mit dem restlichen Mehl und den übrigen Zutaten verkneten, dabei zwei Drittel der Samen und die Rosinen unterarbeiten.
Nochmals etwa 15 Minuten gehen lassen.
Den Teig zu einer Rolle formen und in 12 Teile schneiden.
Zu länglichen Brötchen formen, mit Wasser bestreichen und mit den restlichen Samen bestreuen.
Auf einem gefetteten Blech etwa 20 Minuten gehen lassen und bei 220 °C etwa 20 Minuten backen.

W R

kcal	*227*
kJ	*955*
Eiweiß	*7 g/12%*
Fett	*5 g/23%*
KH	*36 g/65%*
Mineralstoffe:	*Mg, K, Fe, P, J*
Vitamine:	*A, B, E*

pro Brötchen

Für 25 Scheiben:
250 g Haferflocken
200 ml Wasser
200 ml Milch
1 Päckchen Hefe
1 TL Honig
500 g Weizen-Vollkornmehl
1 TL Jodsalz
3 EL Sonnenblumenöl
1 große Zwiebel

W R

kcal	*135*
kJ	*568*
Eiweiß	*4 g/13%*
Fett	*3 g/21%*
KH	*21 g/66%*
Mineralstoffe:	*K, Mg, P, Fe, J*
Vitamine:	*B, E*

pro Scheibe

Haferbrot mit Zwiebeln

Haferflocken mit Wasser und 150 ml Milch übergießen und etwa 1 Stunde quellen lassen.
Hefe mit dem Honig in 50 ml lauwarmem Wasser auflösen, gut umrühren. Die Schüssel abgedeckt an einen warmen Ort stellen und die Hefe etwa 10 Minuten gehen lassen.
Mehl und Jodsalz in eine große Schüssel geben und eine Mulde formen. In diese Mulde die Hefe und die gequollenen Haferflocken geben und alles zu einem Teig verarbeiten. Den Teig auf einer bemehlten Fläche gut durchkneten, bis er glatt ist. Eine Kugel aus dem Teig formen und diese mit 1 EL Öl überziehen, in einer zugedeckten Schüssel an einem warmen Ort etwa 2 Stunden gehen lassen, bis sich das Volumen verdoppelt hat.
Die Zwiebel fein in Würfel schneiden und in dem restlichen Öl etwa 10 Minuten dünsten und leicht Farbe annehmen lassen. Zum Abfetten auf Küchenkrepp legen.
Aus dem Teig zwei runde Brote formen und auf ein bemehltes Backblech setzen.
Zugedeckt nochmals rund 1 Stunde gehen lassen.
Im vorgeheizten Backofen bei 220 °C etwa 30 Minuten backen. Dann mit der restlichen Milch bepinseln und nochmals 10 Minuten backen, bis sie leicht gebräunt sind. Auf einem Gitter auskühlen lassen.

Grünkern-Karotten-Brötchen

Für 8 Brötchen:
100 g Grünkern
40 g Hefe
1 TL Honig
¼ l Wasser
250 g Vollkornmehl
100 g Karotten
1 TL Jodsalz

Grünkern über Nacht einweichen, abspülen und am nächsten Tag etwa 30 Minuten garen. Hefe mit Honig in lauwarmem Wasser auflösen und gehen lassen. Hefe mit Grünkern und Weizenvollkornmehl verrühren. Die geraffelten Karotten unterziehen und mit jodiertem Meersalz würzen. Durchkneten und 45 Minuten zugedeckt gehen lassen. In acht Teile schneiden, Brötchen formen und auf einem bemehlten Backblech 10 Minuten gehen lassen. Oberfläche einritzen. Bei 200 °C etwa 20 Minuten backen.

W R

kcal	160
kJ	670
Eiweiß	6 g/16%
Fett	1 g/6%
KH	31 g/78%
Mineralstoffe:	K, Mg, Fe, J
Vitamine:	A, B, E

pro Brötchen

Weizenvollkornbrötchen mit Sesam

Für 12 Brötchen:
30 g Hefe
1 EL Honig
500 g Weizen-Vollkornmehl
300 ml lauwarmes Wasser
10 g Jodsalz, Öl
Sesam zum Bestreuen
Fett fürs Blech

Hefe in etwas Flüssigkeit mit Honig auflösen. Mehl und die übrigen Zutaten in eine Schüssel geben. Die aufgelöste Hefe zugeben und etwa 5 Minuten ruhen lassen. Von Hand gut durchkneten und eine Kugel formen. Etwa 15 Minuten gehen lassen.

Zu einer dicken Rolle formen und in 12 Teile schneiden. Diese Teile auf einer Unterlage zu runden Brötchen formen. Die Oberfläche mit Wasser bestreichen und mit Sesam bestreuen. Auf ein gefettetes Backblech setzen und mit einem feuchten Tuch abgedeckt an einem warmen Platz etwa 30 Minuten gehen lassen. Im vorgeheizten Ofen bei 220 °C 25 Minuten backen.

W R

kcal	172
kJ	719
Eiweiß	6 g/14%
Fett	2 g/11%
KH	30 g/75%
Mineralstoffe:	K, Mg, Fe, J
Vitamine:	B, E

pro Brötchen

Tofu-Pflaumen-Kuchen

Zutaten für 16 Stück:
Für den Teig:
75 g Butter
130 g Weizen-Vollkornmehl
30 g Malzextrakt
120 g Haferflocken
1 TL Zimt

Für die Füllung:
150 g Trockenpflaumen
200 ml Orangensaft
500 g Tofu
1 Banane
1 EL Agar-Agar-Flocken
1 TL abgeriebene Zitronenschale
½ TL Zimt
1 EL Aprikosen-marmelade
2 EL gehackte Pistazien

W R

kcal	*175*
kJ	*731*
Eiweiß	*6 g/14%*
Fett	*7 g/50%*
KH	*21 g/36%*
Mineralstoffe:	*K, Mg, P*
Vitamine:	*A, B*

pro Stück

Die Butter zerlassen und mit allen Zutaten gut verrühren. Den Teig in eine Springform (ø 20 cm) füllen und glatt streichen. Im vorgeheizten Backofen bei 180 °C etwa 15 Minuten backen. Anschließend in der Form abkühlen lassen.

Die Pflaumen in dem Orangensaft etwa 15 Minuten köcheln lassen, zusammen mit dem Tofu, der Banane, den Agar-Agar-Flocken, der Zitronenschale und dem Zimt im Mixer pürieren und auf dem abgekühlten Boden verteilen. Bei 180 °C etwa 50 Minuten backen und in der Form abkühlen lassen. Den abgekühlten Kuchen aus der Form nehmen, mit der vorher erhitzten Marmelade bestreichen und mit den Pistazien bestreuen.

Müsli-Riegel „Margit“

Haselnüsse hacken, Feigen und Datteln klein schneiden, Äpfel grob raspeln.
Haferflocken und Mehl in eine Schüssel geben, Wasser und Öl unterrühren. Mit Nüssen, Obst und Trockenfrüchten vermischen, mit Honig, Vanille und Zimt abschmecken. Alle Zutaten gut zu einem Teig verkneten. Auf einem gefetteten Backblech gleichmäßig verteilen und glatt streichen. Bei 180 °C 30 – 40 Minuten backen, noch warm in Riegel schneiden.

Für 20 Riegel:
50 g Haselnüsse
100 g Feigen
100 g Datteln
1 – 2 Äpfel
150 g Vollkorn-Haferflocken
150 g Weizen-Vollkornmehl
250 ml Wasser
5 EL Sonnenblumenöl
50 g Sonnenblumenkerne
100 g Rosinen
1 EL Honig
1 Prise Vanillepulver
1 TL Zimt
1 EL Gomasio (Sesamsalz)

kcal	*164*
kJ	*690*
Eiweiß	*4 g/9%*
Fett	*7 g/38%*
KH	*22 g/53%*
Mineralstoffe:	*K, Mg, Fe, J*
Vitamine:	*B, E*

pro Riegel

Früchte-Stangen

Für 4 Stangen:
40 g Hefe
110 ml Wasser
30 g Trockenfrüchte nach Geschmack
1 TL Johannisbrotkernmehl
1 TL Sojamehl
150 g Weizen-Vollkornmehl
1½ EL Butter
1 EL Honig
1 Prise Jodsalz
Milch zum Bestreichen

kcal	*222*
kJ	*930*
Eiweiß	*7 g/13%*
Fett	*5 g/21%*
KH	*36 g/66%*
Mineralstoffe:	*K, Mg, P, Fe*
Vitamine:	*A, B*

pro Stange

Die Hefe im lauwarmen Wasser auflösen. Die Trockenfrüchte hacken. Die übrigen Zutaten in die Rührschüssel einer Küchenmaschine geben. Die Hefe-Wasser-Mischung zugeben und den Teig 4 Minuten auf kleiner Stufe, dann 8 Minuten auf großer Stufe rühren. Den Teig zu einem Kloß formen. In eine Schüssel geben, abdecken und 15 Minuten kühl ruhen lassen. Aus dem Teig 4 Stangen formen und auf ein mit Backpapier ausgelegtes Blech legen. Mit Milch bestreichen. 25 Minuten bei 225 °C im vorgeheizten Backofen backen.

Müslitaler

Für 20 Stück:
90 g Haferflocken
30 g Sonnenblumenkerne
20 g gehackte Nüsse
30 g Rosinen
30 g Trockenobst
40 g Weizen-Vollkornmehl
1 Prise Jodsalz
1 MSP Zimt
2 kleine Eier
100 g Honig
20 Oblaten

W R

kcal	*74*
kJ	*309*
Eiweiß	*2 g/11%*
Fett	*2 g/24%*
KH	*12 g/65%*
Mineralstoffe:	*K, Mg, Fe, P*
Vitamine:	*A, B, E*

pro Taler

Haferflocken, Sonnenblumenkerne und Nüsse (z. B. Mandeln) bei großer Hitze in einer Pfanne ohne Fett rösten, bis die Müslimischung knusprig wird. Abkühlen lassen. Die übrigen Zutaten mit der Müslimischung gut vermischen. Die entstandene pastenförmige Mischung etwa 1 cm dick auf die 20 Oblaten verteilen. Dies gelingt am besten, wenn Sie je einen Esslöffel der Müslimischung nehmen und mit einem Messer auf die Oblaten auftragen. Dann 15 Minuten bei 200 °C backen.

Die Müslitaler halten sich einige Tage in einer gut schließenden Blechdose. Kühl und trocken lagern.

Tipp: Müslitaler können vor dem Backen noch mit kernigen Haferflocken, Sonnenblumenkernen oder Sesam bestreut werden.

Für 10 Riegel:
1 Banane
100 g Trockenpflaumen
100 g Trockenaprikosen
50 g Haferflocken
30 g Sonnenblumenkerne
20 g Leinsamen
3 Eiweiß
1 EL Ahornsirup

W R

kcal	127
kJ	532
Eiweiß	4 g/12%
Fett	3 g/20%
KH	21 g/68%
Mineralstoffe:	Ca, K, Mg, Fe
Vitamine:	A, B, E

pro Riegel

Müsliriegel „Trophy"

Sämtliche Zutaten, außer Eiweiß und Ahornsirup, durch den Fleischwolf geben oder sehr fein hacken. Mit dem Ahornsirup abschmecken und steif geschlagenes Eiweiß unterheben. Mit dem Spritzbeutel (Lochtüte) auf ein mit Backpapier ausgelegtes Backblech ca. 5 cm lange Stränge spritzen. Im vorgeheizten Backofen bei 160 °C etwa 10 Minuten backen. Abkühlen lassen.

Feigen-Früchte-Riegel

Für 20 Riegel:

Für die Füllung:
6 Backpflaumen
1 Banane
Wasser
4 Feigen
Kokosraspel
1 EL Zitronensaft
Zimt

Für den Teig:
1 EL Haselnüsse
1 EL Sonnenblumenkerne
100 g Weizen-Vollkornmehl
80 g Vollkorn-Haferflocken
½ TL Backpulver
150 g Joghurt
5 EL Schlagsahne
3 EL Honig
2 EL Kokosraspeln

Backpflaumen etwa 1 Stunde in Wasser einweichen. Banane schälen, mit Pflaumen und Feigen in kleine Stücke schneiden. Mit Kokosraspeln, Zitronensaft und Zimt verrühren.

Für den Teig die Haselnüsse und die Sonnenblumenkerne in einer Pfanne ohne Fett etwa 10 Minuten rösten. Haselnüsse grob hacken, mit Sonnenblumenkernen, Mehl, Haferflocken und Backpulver mischen. Joghurt mit Schlagsahne und Honig verrühren, mit der Mehlmischung zu einem Teig verarbeiten.

Ein Backblech mit Backtrennpapier auslegen, die Hälfte des Teiges auf 20 × 20 cm messerrückendick auf dem Backblech ausrollen. Die Füllung auf den Teig streichen. Den restlichen Teig ausrollen und die Füllung damit bedecken, mit Kokosraspeln bestreuen. Im vorgeheizten Backofen bei 175 °C etwa 35 Minuten backen. Abkühlen lassen, in 20 Riegel schneiden.

W R

kcal	*90*
kJ	*378*
Eiweiß	*2 g/10%*
Fett	*3 g/26%*
KH	*14 g/64%*
Mineralstoffe:	*Ca, K, Mg, P, Fe*
Vitamine:	*B*

pro Riegel

Für 20 Riegel:
50 g Haselnüsse
50 g Kürbiskerne
100 g Feigen
50 g Trockenpflaumen
2 Äpfel
50 g Sonnenblumenkerne
150 g Weizen-Vollkornmehl
150 g Haferflocken
¼ l Wasser
5 EL Sonnenblumenöl
100 g Rosinen
½ TL Jodsalz
1 EL Honig
1 TL Zimt

W R

kcal	*172*
kJ	*724*
Eiweiß	*4 g/9%*
Fett	*8 g/43%*
KH	*21 g/48%*
Mineralstoffe:	*K, Mg, P, J*
Vitamine:	*B, E*

pro Riegel

Müsliriegel „Olympia“

Haselnüsse, Kürbiskerne, Feigen und Trockenpflaumen grob hacken, Äpfel raspeln. Mehl und Haferflocken in eine Schüssel geben. Wasser, Öl und die übrigen Zutaten untermischen, mit Salz, Honig und Zimt abschmecken und alles zu einem Teig verkneten. Ein Backblech mit Backpapier auslegen und den Teig gleichmäßig ausstreichen. Im vorgeheizten Ofen bei 180 °C 30 Minuten backen. Den noch warmen Teig in Portionen schneiden und auskühlen lassen.

Grundrezept für den Käseaufstrich

Für 10 Portionen:
750 g fettarmer Joghurt

Eine Filtertüte in ein Sieb legen und den Joghurt hineingeben. Das Sieb über eine Schüssel setzen und abdecken. Joghurt etwa 12 Stunden in den Kühlschrank stellen und abtropfen lassen.
In eine saubere Schüssel umfüllen. Ergibt etwa 300 g Joghurt-Frischkäse.

kcal	*330*
kJ	*1365*
Eiweiß	*26 g/31%*
Fett	*11 g/31%*
KH	*31 g/38%*
Mineralstoffe:	*Ca*
Vitamine:	*A, B*

pro Portion

Dill-Schnittlauch-Variation

Für 6 Portionen:
300 g Joghurt-Frischkäse
2 EL Dill
2 EL Schnittlauch
¼ TL Jodsalz
frisch gemahlener Pfeffer

Joghurt-Frischkäse mit feingeschnittenem Dill und Schnittlauch sowie Jodsalz und Pfeffer verrühren.

W R

kcal	*146*
kJ	*614*
Eiweiß	*7 g/19%*
Fett	*2 g/12%*
KH	*25 g/69%*
Mineralstoffe:	*Ca*
Vitamine:	*A, B*

50 g Vollkornbrot mit 1 Portion Aufstrich

Gemüse-Käse-Variation

Für 6 Portionen:
1 kleine Karotte
1 kleine rote Paprikaschote
3 Radieschen
½ Zwiebel
1 Knoblauchzehe
2 TL Thymian
¼ TL Jodsalz
300 g Joghurt-Frischkäse

Karotte fein reiben, Paprikaschote würfeln und in einem Edelstahltopf mit wenig Wasser garen, bis alle Flüssigkeit verdampft ist. Abkühlen lassen.
Mit geriebenen Radieschen, fein gehackter Zwiebel, zerdrückter Knoblauchzehe, Thymian und Salz vermischen und in den Joghurt-Frischkäse einrühren. Etwa 2 Stunden in den Kühlschrank stellen.

W R

kcal	*140*
kJ	*589*
Eiweiß	*7 g/19%*
Fett	*2 g/12%*
KH	*25 g/69%*
Mineralstoffe:	*Ca*
Vitamine:	*A, B*

50 g Vollkornbrot mit 1 Portion Aufstrich

Grünkern-Paste

Für 10 Portionen:
50 g Grünkern
⅛ l Wasser
50 g weiche Butter
2 EL Öl, 1 Zwiebel
etwas Zitronensaft
1 MSP Senf
1 Muskatnuss
Kräutersalz, Pfeffer
Majoran
frische Petersilie

Den Grünkern grob schroten und 2 Stunden in Wasser einweichen. Mit der weichen Butter und dem Öl im Mixer pürieren. Die Zwiebel fein hacken und unterrühren. Mit Gewürzen und klein gehackten Kräutern abschmecken.

R

kcal	*178*
kJ	*747*
Eiweiß	*5 g/11%*
Fett	*7 g/34%*
KH	*25 g/55%*
Vitamine:	*B*

50 g Vollkornbrot mit 1 Portion Aufstrich

Schoko-Nuss-Creme

Die Mandeln sehr fein mahlen. Öl, Honig und das Kakao-Pulver mischen. Im Mixer mit den Mandeln zu einer homogenen Masse verarbeiten. Mit Vanillepulver und Zimt abschmecken.

Für 10 Portionen:
10 EL Mandeln
2 – 3 EL Öl
1 – 2 EL Honig
1 EL Kakao oder Carobpulver
1 MSP Vanillepulver
1 Prise Zimt

kcal	*222*
kJ	*930*
Eiweiß	*6 g/9%*
Fett	*11 g/45%*
KH	*26 g/46%*
Mineralstoffe:	*Ca, K, Fe*
Vitamine:	*E*

50 g Vollkornbrot mit 1 Portion Aufstrich

Mandel-Bananen-Creme

Die Mandeln fein mahlen. Im Mixer mit der Banane pürieren. Mit Honig, Jodsalz und Zimt abschmecken. Auch im Kühlschrank nur begrenzt haltbar.

Für 4 Portionen:
4 EL Mandeln
1 Banane
1 EL Honig
1 Prise Jodsalz
1 MSP Zimt

R

kcal	*156*
kJ	*655*
Eiweiß	*5 g/13%*
Fett	*4 g/23%*
KH	*25 g/64%*
Mineralstoffe:	*Ca, K, Fe*
Vitamine:	*B, E*

50 g Vollkornbrot mit 1 Portion Aufstrich

Für 2 Personen:
½ Salatgurke
½ l Kefir, 1,5 % Fett
1 EL Dill
½ Zitrone
Jodsalz
Pfeffer

R

kcal	*84*
kJ	*353*
Eiweiß	*4 g/46%*
Fett	*4 g/20%*
KH	*7 g/34%*
Mineralstoffe:	*Ca, J*
Vitamine:	*B, C*

pro Portion

Gurken-Kefir-Drink

Die Salatgurke schälen, fettarmen Kefir, gehackten Dill, Zitrone, 1 Prise Jodsalz und 1 Prise Pfeffer dazu geben und auf hoher Stufe etwa 1 Minute mixen und im Glas servieren.

Fitness-Drink „Spiridon“

Für 1 Person:
½ Banane
200 ml Karottensaft
1 EL Haferflocken
2 EL Zitronensaft
1 EL Sahne-Dickmilch

W R

kcal	*185*
kJ	*775*
Eiweiß	*2 g/5%*
Fett	*5 g/24%*
KH	*32 g/71%*
Mineralstoffe:	*K, Mg*
Vitamine:	*A, B, C, E*

pro Portion

Die Banane schälen und klein schneiden, zusammen mit den restlichen Zutaten im Mixer oder mit dem Pürierstab verquirlen. Vor dem Trinken kurz quellen lassen.

Aufbautrunk „Olymp“

Die Banane schälen und klein schneiden, mit den restlichen Zutaten im Mixer oder mit dem Pürierstab verquirlen.

Für 4 Personen:
100 ml Orangensaft
100 ml Apfelsaft
½ Banane
1 EL Haferflocken
1 EL Magerquark
1 EL Zitronensaft
1 Prise Zimt
1 Prise Jodsalz

W R

kcal	*220*
kJ	*923*
Eiweiß	*7 g/13%*
Fett	*1 g/4%*
KH	*45 g/83%*
Mineralstoffe:	*K, Mg*
Vitamine:	*A, B, C, E*

pro Portion

Pfirsich-Sport-Drink „Winner“

Pfirsiche in heißes Wasser tauchen und die Haut abziehen. Entsteinen, grob würfeln und im Mixer mit Zitronensaft, Kefir, Sanddorn und Nelken kräftig durchmixen. In Gläser verteilen und servieren.

Für 4 Personen:
500 g reife Pfirsiche
Saft von 1 Zitrone
½ l Kefir
3 EL Sanddorn
1 Prise gemahlene Gewürznelken

R

kcal	*139*
kJ	*585*
Eiweiß	*5 g/15%*
Fett	*5 g/28%*
KH	*20 g/57%*
Mineralstoffe:	*Ca, K, Mg*
Vitamine:	*B, C*

pro Portion

Bananen-Flip

Für 1 Person:
1 Banane
Saft aus einer halben Orange
1 Eigelb
¼ l reine Buttermilch
Honig
1 Scheibe Orange

kcal	*332*
kJ	*1391*
Eiweiß	*15 g/18%*
Fett	*7 g/20%*
KH	*50 g/62%*
Mineralstoffe:	*Ca, K, Mg, Fe*
Vitamine:	*B, C*

pro Portion

Banane schälen und mit Orangensaft und Eigelb im Mixer pürieren. Nach und nach die Buttermilch zugeben, mit Honig nach Geschmack süßen. Den Drink in ein Glas geben, mit der Orangenscheibe garnieren und sofort servieren.

Green Power

Für 2 Personen:
1 kleine Salatgurke
½ l reine Buttermilch
2 EL Obstessig
1 Prise Jodsalz
2 EL Honig
2 Bund frische Kräuter: Dill, Borretsch, Majoran, Kresse
4 Eiswürfel
½ Bund Schnittlauch

kcal	*140*
kJ	*586*
Eiweiß	*10 g/29%*
Fett	*2 g/13%*
KH	*20 g/58%*
Mineralstoffe:	*Ca, J*
Vitamine:	*B*

pro Portion

Salatgurke schälen und grobgewürfelt in den Mixer geben. Buttermilch, Obstessig, Salz, Honig, gewaschene Kräuter und Eiswürfel zugeben und alles kräftig durchmixen. In Gläser gießen und mit geschnittenem Schnittlauch bestreuen.

Karotten-Orangen-Drink „Muntermacher“

Für 2 Personen:
⅛ l Karottensaft
Saft von 2 Orangen
1 Prise gem. Ingwer
1 TL Zitronensaft
1 EL Haferflocken
250 g Joghurt (1,5 % Fett)
1 Prise Jodsalz

Alle Zutaten im Mixer verrühren und sofort servieren.

R	
kcal	155
kJ	651
Eiweiß	9 g/24%
Fett	1 g/3%
KH	28 g/73%
Mineralstoffe:	Ca, K, J
Vitamine:	A, C
pro Portion	

Gemüse-Sport-Drink „Relaxer“

Für 1 Person:
1 EL gehackte Paprikaschote
1 EL gehackte Zwiebel
¼ Salatgurke
¼ l Tomatensaft
1 TL Kerbel
1 Prise Paprikapulver
2 Eiswürfel,
1 EL Schnittlauch

Alle Zutaten mit Ausnahme des Schnittlauchs im Mixer verrühren. In ein Glas geben, nach Geschmack mit Salz und etwas Cayennepfeffer würzen, mit gehacktem Schnittlauch bestreuen.

R	
kcal	33
kJ	136
Eiweiß	2 g/19%
Fett	0 g/0%
KH	7 g/81%
Mineralstoffe:	K, J
Vitamine:	A, C
pro Portion	

Mango-Orangen-Shake

Für 4 Personen:
500 g reife Mango
2 TL Zitronensaft
200 ml Orangensaft
¼ TL gemahlener Piment
2 TL Honig
¼ l reine Buttermilch
4 Eiswürfel

R

kcal	88
kJ	369
Eiweiß	3 g/15%
Fett	1 g/5%
KH	17 g/80%
Mineralstoffe:	Ca
Vitamine:	C

pro Portion

Die Mango schälen, entsteinen und in Stücke schneiden. Zusammen mit dem Zitronensaft, dem Orangensaft und der Hälfte des Piments im Mixer pürieren. Honig, Buttermilch und die Eiswürfel hinzufügen und noch einmal etwa 1 Minute durchmixen. In Gläser gießen und mit dem restlichen Piment bestreuen.

Sport-Schorle

Für 2 Personen:
300 ml Frucht- oder Gemüsesaft
300 ml calcium-magnesiumreiches Mineralwasser
1 Zitronenscheibe (unbehandelt)

W R

kcal	64
kJ	269
Eiweiß	0 g/0%
Fett	0 g/0%
KH	16 g/100%
Mineralstoffe:	Ca, K, Mg
Vitamine:	C

pro Portion

Fruchtsaft und Mineralwasser mischen und mit Zitronenscheibe garnieren.

Sport-Buffet

Sport-Buffets bei Vereinsfesten oder Siegesfeiern sind eine hervorragende Gelegenheit, im zwanglosen Rahmen sinnvolle Alternativen zum üblichen Einerlei von Grillwürstchen, Kartoffelsalat und Weißbrötchen zu präsentieren. Dabei muss das Feiern nicht zu kurz kommen. Und – die Möglichkeit, Berührungsängste gegenüber vollwertiger Ernährung abzubauen, eine bedarfsgerechte Sportkost mit dem Erlebnis „Essen“ und „Trinken“ zu verbinden, sollte genutzt werden.

Information mit Genuss

Das Sport-Buffet sollte in seinem Angebot eine große Palette der Ess- und Trinkgewohnheiten seiner Mitglieder abdecken. Zusätzlich zu traditionellen Fleischgerichten kann zum Beispiel der Grill mit Gemüsespießen, Maiskolben, Fisch, in Folie auf den Rost gelegt, bestückt werden. Dazu Vollkornbrot und -brötchen, die optisch ansprechend (Partybrote) angeboten werden. Salate können mit Vollkornnudeln, Getreide und Vollkornreis zubereitet werden, wobei Sprossen, Körner und leichte Dressings zum Kombinieren dazugehören.

Auch bei Kuchen, Gebäck und Desserts kommt der Genuss nicht zu kurz. Vollkornkuchen oder Obstsalate gehören auf jedes Sport-Buffet.

Bei der Getränkeauswahl sollten grundsätzlich nur alkoholfreie Getränke angeboten werden. Eine Saftbar mit einer Vielzahl von Obst- und Gemüsesäften ist eine Bereicherung. Auch hier gilt es, alles optisch und geschmacklich ansprechend zu präsentieren. Regen Zuspruch finden alkoholfreie Cocktails. Geeignetes Mineralwasser, pur oder zum Verdünnen der Frucht- und Gemüsesäfte verwendbar, sollte ausreichend vorhanden sein. Gerade an der Saftbar ist die Gelegenheit groß, über die sinnvolle Flüssigkeitszufuhr beim Sport und die Beurteilung von Getränken zu informieren.

Für die Planung, Vorbereitung, Gestaltung und Durchführung des Sport-Buffets empfiehlt es sich, möglichst viele Vereinsmitglieder zu aktivieren. Gemeinsames Vorbereiten macht Spaß und fördert die Identifikation mit dem Sport-Buffet.

Das Auge isst mit

Nicht vergessen werden darf, dass neben einem gut ausgewählten Speisen- und Getränkeangebot das Ambiente, die Atmosphäre und die Präsentation eines Sport-Buffets von entscheidender Bedeutung für den Erfolg sind. Die Qualität der angebotenen Speisen wird durch ein liebevolles und geschmackvolles Anrichten unterstützt.
Auf Wegwerfgeschirr sollte nicht nur wegen der teuren und unnötigen Müllberge verzichtet werden.
Zu den Accessoires gehören Tischdecken, Blumen, Kerzen und Servietten.
Wichtig ist eine rasche und unauffällige „Abfallbeseitigung". Ein Buffet muss nicht nur für den ersten Gast appetitlich wirken. Auch der Letzte darf nicht vor einem „abgegrasten" Buffettisch und überquellenden Abfallbehältern stehen.
Eine gut durchdachte Infrastruktur vor und hinter dem Buffet ist unerlässlich.
Um Wartezeiten und Staus so gering wie möglich zu halten, muss jedes Buffet ablaufgerecht aufgebaut werden. Besteck und Teller nicht in der Mitte des Buffets verstecken, sondern großzügig am Beginn aufbauen. Ideal ist auch ein separater Getränke-Tisch oder eine Getränke-/Saft-Bar.

Empfehlungen für das Sport-Buffet

1. Reich an Kohlenhydraten, die der Sportler sowohl in einfacher wie komplexer Form benötigt. Sie sind vor allem in Früchten, Getreide, Teigwaren, Kartoffeln und Brot enthalten.

2. Wenig gesättigte Fette durch gezielte Auswahl der Lebensmittel. Zu viel gesättigtes Fett kann die sportliche Leistung mindern. Für den Sportler gilt deshalb: So wenig Fett wie möglich, so viel ungesättigte Fette wie nötig. Insbesondere die Zufuhr ungesättigter Fettsäuren aus hochwertigen Pflanzenölen (z.B. Rapsöl) sowie magerem Fleisch und Kaltwasserfischen ist sportiv. Versteckte gesättigte Fette beispielsweise aus Wurstwaren sollten hingegen vermieden werden.

3. Die richtige Menge an Eiweiß. Eiweiß wird zum Muskel- und Zellaufbau benötigt, es unterstützt den Immunstoffwechsel und fördert die Regene-

ration. Eine hohe Eiweißqualität wird durch die Kombination von pflanzlichen Lebensmitteln mit Milchprodukten oder Ei erreicht.

4. Reichlich Vitamine, Mineralstoffe und Spurenelemente. Nicht zu vergessen die Ballaststoffe, die für eine Verdauung unentbehrlich sind. Die wichtigsten Mineralstoff- und Vitaminlieferanten sind neben Obst und Gemüse die Sport-Getränke zum Selbermixen.

Über die Autoren

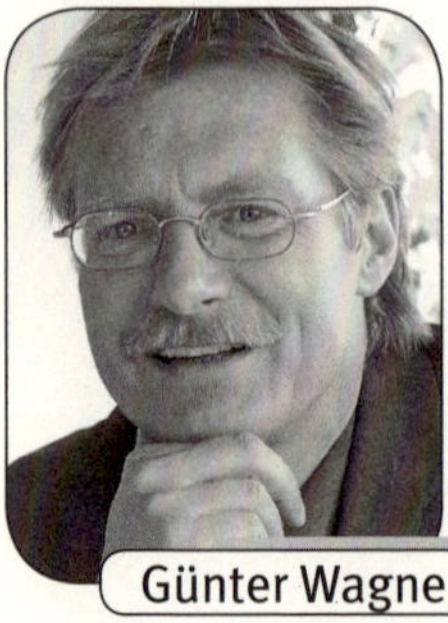

Günter Wagner

Günter Wagner, Jahrgang 1956, studierte an der Justus-Liebig-Universität in Gießen Oecotrophologie und ist als Ernährungswissenschaftler Mitglied des Vorstandes des Instituts für Sporternährung e.V. in Bad Nauheim. Er ist Lehrbeauftragter der Deutschen Trainerakademie Köln des Deutschen Olympischen Sportbundes und berät Leistungs- und Freizeitsportler in Fragen des bewussten Essens und Trinkens.

Im Kuratorium Therafit, in der Gesellschaft für Gehirnforschung e.V. und der Academy of Balneologie, Health Resort Science, arbeitet er interdisziplinär mit Wissenschaftlern verschiedener Fachbereiche zusammen.

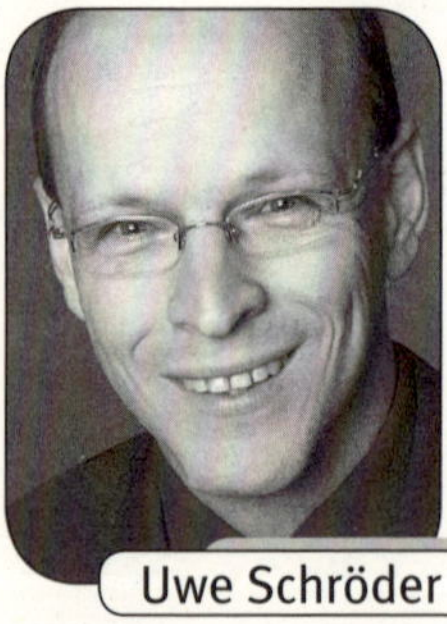

Uwe Schröder

Uwe Schröder, geboren 1965, studierte Oecotrophologie und Sport- und Erziehungswissenschaften in Gießen und in Limburg (Niederlande). Er ist Ernährungswissenschaftler am Institut für Sporternährung e.V. in Bad Nauheim und Lehrbeauftragter für Sporternährung an der Hochschule Fulda, 2. Vorsitzender des Kuratoriums Thera-Fit e.V. und wissenschaftlicher Beirat der Internationalen Gesellschaft für Gehirntraining e.V. Zudem leitet er die Ernährungsberatung bei Freizeit- und Leistungssportlern und bei Patienten der Sportklinik Bad Nauheim. In seiner Freizeit ist er aktiver Tennisspieler mit Trainerlizenz und Langstreckenläufer.

Beide sind Autoren zahlreicher Veröffentlichungen in Fach- und Publikumszeitschriften.

Nützliche Anschriften

Deutschland:

AID
Auswertungs- und Informationsdienst
Heilsbachstraße 16
53123 Bonn
Telefon: 0228 / 8499-0
aid@aid.de
www.aid.de

Akademie Gesundes Leben in der Stiftung Reformhaus-Fachakademie
Gotische Str. 15
61440 Oberursel
Telefon: 06172 / 30090
kontakt@akademie-gesundes-leben.de
www.akademie-gesundes-leben.de

Bildungswerk des Landessportbundes Hessen
Otto-Fleck-Schneise 41
60528 Frankfurt
Telefon: 069 / 6789-220
info@sport-erlebnisse.de
www.sport-erlebnisse.de

Arbeitskreis Jodmangel Organisationsstelle
Leimenrode 29
60322 Frankfurt
Telefon: 069 / 24706796
ak@jodmangel.de
www.jodmangel.de

Bildungswerk des Landessportbundes Rheinland- Pfalz
Rheinallee 1
55116 Mainz
Telefon: 06131/ 2814-370
mail@bildungswerksport.de
www.bildungswerksport.de

Bundeszentrale für gesundheitliche Aufklärung (BzgA)
Ostmerheimer Str. 220
51109 Köln oder
Postfach 910152
51071 Köln
nur für schriftliche Medienbestellungen:
(ohne Straße, ohne Postfach)
51101 Köln
Telefon: 0221 / 8992-0
order@bzga.de
(für Bestellungen) oder
poststelle@bzga.de
(für andere Anfragen/Mitteilungen)
www.bzga.de

Deutsche Gesellschaft für Ernährung (DGE)
Godesberger Allee 18
53175 Bonn
Telefon: 0228 / 3776600
webmaster@dge.de
www.dge.de

Deutsche Gesellschaft für Ernährungsmedizin e. V. Info- und Geschäftsstelle
Olivaer Platz 7
10707 Berlin
Telefon: 030 / 3198315007
infostelle@dgem.de
www.dgem.de

Deutscher Olympischer Sportbund
Otto-Fleck-Schneise 12
60528 Frankfurt
Telefon: 069 / 67000
office@dosb.de
www.dosb.de

Deutsche Turnerjugend
Otto-Fleck-Schneise 8
60528 Frankfurt
Telefon: 069 / 67801-0
bjs@tuju.de
www.tuju.de

Forschungsinstitut für Kinderernährung
Heinstück 11
44225 Dortmund
Telefon: 0231 / 792210-0
www.fke-do.de

Frankfurter Zentrum für Ess-Störungen
Hansaallee 18
60322 Frankfurt
Telefon: 069 / 550176
Fax: 069 / 5961723
www.essstörungen-frankfurt.de

Hessische Turnjugend im Hessischen Turnverband e.V.
Theodor-Heuss-Straße 11
36304 Alsfeld
Telefon: 06631 / 705-0
info@htj.de
www.htj.de
www.hessische-turnjugend.de

Hessischer Turnverband e.V.
Otto-Fleck-Schneise 8
60528 Frankfurt
Telefon: 069 / 67773772-0
info@htv-online.de
www.htv-online.de

Hochschule Fulda
Fachbereich Oecotrophologie
Postfach 22 54
36012 Fulda
Telefon: 0661 / 9640-350
dekanat2@he.hs-fulda.de
www.hs-fulda.de

Institut für Sporternährung e.V. (IS)
In der Aue 30-32
61231 Bad Nauheim
Telefon: 06032 / 71200
info@isonline.de
www.isonline.de

Sportklinik Bad Nauheim
In der Aue 30-32
61231 Bad Nauheim
Telefon: 06032 / 1454
info@sportklinik-bad-nauheim.de
www.sportklinik-bad-nauheim.de

Unabhängige Gesundheitsberatung Deutschland e. V. (UGB)
Sandusweg 3
35435 Wettenberg/Gießen
Telefon: 0641/ 80896-0
info@ugb.de
www.ugb.de

VDOe – Verband der Oecotrophologen e. V.
Reuterstr. 161
53113 Bonn
Telefon: 0228 / 289220
vdoe@vdoe.de
www.vdoe.de

Verband der Diätassistenten, Deutscher Bundesverband e.V. (VDD)
Postfach 104062
45040 Essen
Telefon: 0201 / 94685370
vdd@vdd.de
www.vdd.de

Verband für Ernährung und Diätetik e. V. (VFED)
Eupener Straße 126
52066 Aachen
Telefon: 0241 / 507300
info@vfed.de
www.vfed.de

Österreich:

Österreichische Gesellschaft für Ernährung
Spargelfeldstraße 191
1220 Wien
Telefon: 01 / 7147193
info@oege.at
www.oege.at

Schweiz:

Schweizerische Gesellschaft für Ernährung
Schwarztorstraße 87
3001 Bern
Telefon: 031 / 3850000
info@sge-ssn.ch
www.sge-ssn.ch

Sachindex

Andere Bücher aus dem pala-verlag

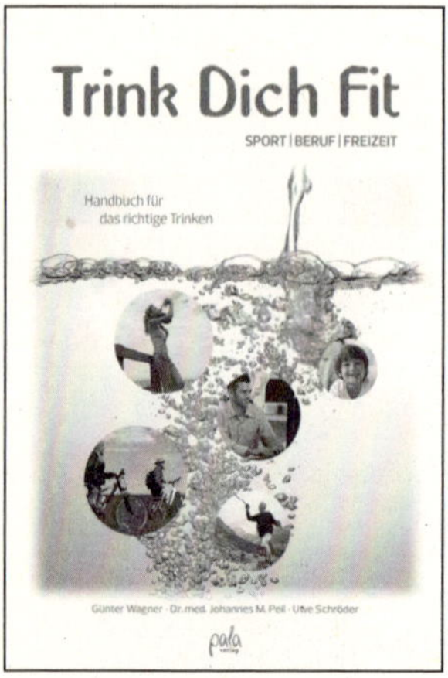

Wagner, Dr. med Peil, Schröder:
Trink Dich Fit
ISBN: 978-3-89566-291-1

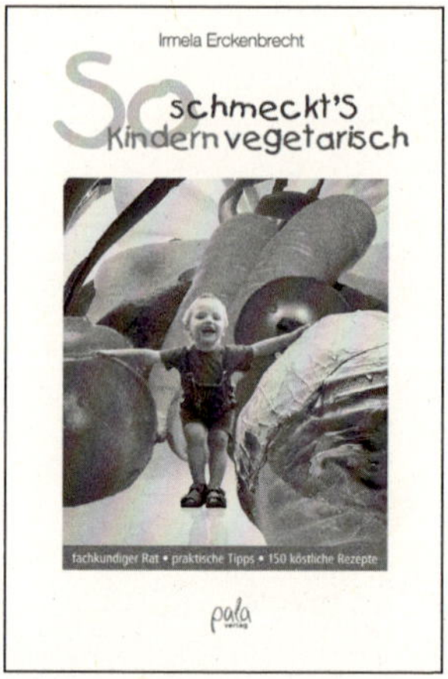

Irmela Erckenbrecht:
So schmeckt's Kindern vegetarisch
ISBN: 978-3-89566-304-8

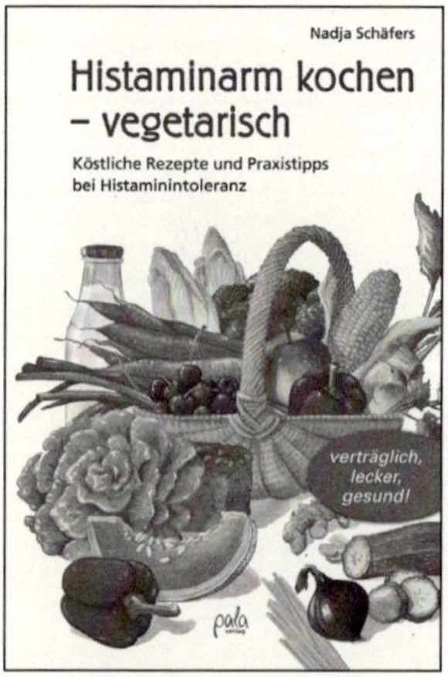

Nadja Schäfers:
Histaminarm kochen – vegetarisch
ISBN: 978-3-89566-263-8

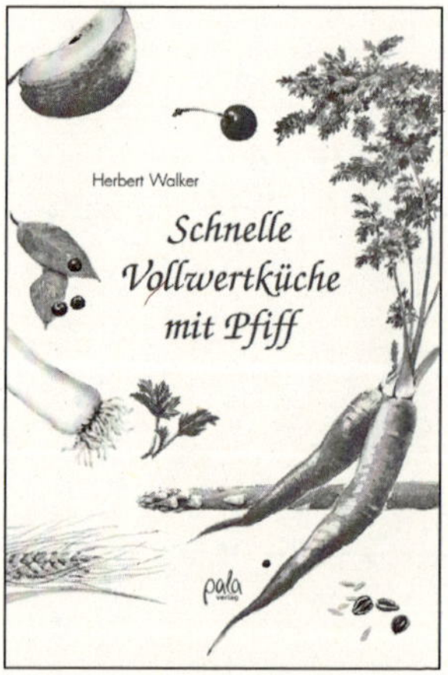

Herbert Walker:
Schnelle Vollwertküche mit Pfiff
ISBN: 978-3-89566-167-9

Vegetarisches aus aller Welt

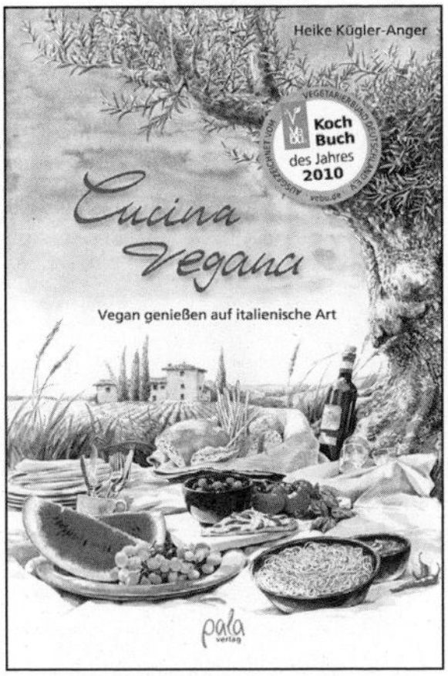

Heike Kügler-Anger:
Cucina vegana
ISBN: 978-3-89566-247-8

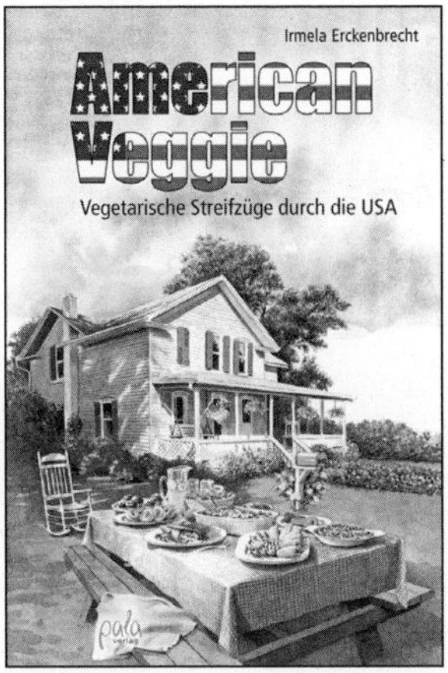

Irmela Erckenbrecht:
American Veggie
ISBN: 978-3-89566-297-3

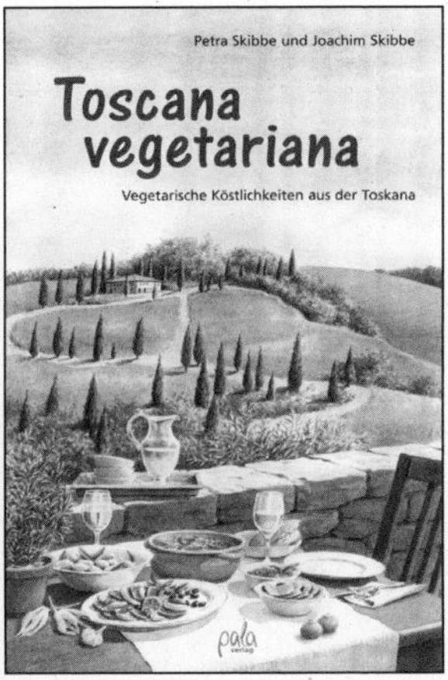

Petra Skibbe / Joachim Skibbe:
Toscana vegetariana
ISBN: 978-3-89566-278-2

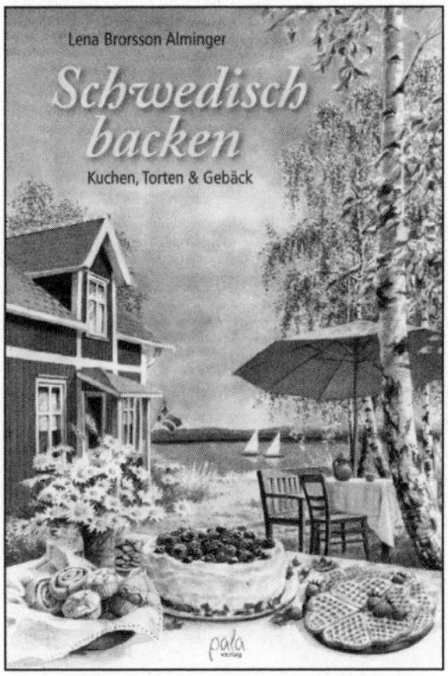

Lena Brorsson Alminger:
Schwedisch backen
ISBN: 978-3-89566-269-0

Gesamtverzeichnis bei:
pala-verlag, Rheinstraße 35, 64283 Darmstadt, www.pala-verlag.de

ISBN: 3-89566-251-5

5. bearbeitete Auflage 2012
Rheinstr. 35, 64283 Darmstadt
www.pala-verlag.de
überarbeitete Neuauflage

Umschlaggestaltung: Karin Bauer
Innenillustrationen: Kirsten Schlag
Lektorat: Barbara Reis / Wolfgang Hertling

Satz und Gestaltung: Verlag die Werkstatt, Göttingen
www.werkstatt-verlag.de

Druck und Bindung: freiburger graphische betriebe
www.fgb.de
Printed in Germany

Dieses Buch ist auf Papier aus
100 % Recyclingmaterial gedruckt
und klimaneutral produziert.

Print CO2 kompensiert
Id-Nr. 1220176
www.bvdm-online.de